DOCTEUR DAVID ELIA

50 ans, Vive la vie !

Guide pratique
de la périménopause et de la ménopause

FILIPACCHI

Avant-propos

Chaque année, vous êtes actuellement 400 000 à souffler les bougies de votre cinquantième anniversaire : vous êtes les "baby boomeuses" ! Cette génération de femmes très particulière qui a tout inventé en chemin, qui a su, avec l'aide de la médecine, se ménager une vie radicalement différente de celle de ses aînées : la pilule vous a permis de faire les enfants que vous souhaitiez quand vous le souhaitiez : vous avez rapidement gagné le monde du travail et l'autonomie financière et affective, vous avez affirmé haut et fort les caractéristiques spécifiques de votre sexualité, vous avez progressivement réussi à convaincre les hommes qu'il fallait désormais compter sur vous comme être humain à part entière (!) et que vous n'étiez pas seulement sur terre pour leur donner du plaisir et faire des bébés.

Avec la péridurale, vous vous êtes autorisées à accoucher sereinement.

Avec les études supérieures à votre portée, vous avez pu briguer les postes et les métiers de prestige jusqu'ici reservés aux hommes.

Et maintenant que vous avez cinquante ans, en pleine force de l'âge et en possession de tous vos moyens, que votre tête est bien pleine, que les enfants sont grands, que vous aspirez enfin à prendre le temps de faire

ce qui vous plaît... vous n'êtes plus du tout – mais alors pas du tout – disposées à "tirer votre révérence" parce qu'un événement que l'on appelle Ménopause est à votre porte : qu'on se le dise, les femmes de votre génération ne ressemblent à aucune autre de celles qui les ont précédées : vous ne vous laisserez pas "enfermer au placard" !
Vous ne vous sentez pas vieille et vous ne l'êtes toujours pas.
Vous avez encore – sinon plus qu'avant – une multitude de choses à réaliser, d'ambitions à satisfaire, de challenges à tenter.
La ménopause ne vous arrêtera pas sur votre lancée et tous les troubles qu'elle engendre trouveront – avec l'aide de la médecine – une solution.

Ce guide "vraiment très pratique" – le premier de son genre du nouveau siècle – vous donne les clés de la réussite de ce passage et les moyens de poursuivre votre vie comme avant, tout comme si la ménopause n'existait pas.
Bref, il vous permet de continuer de faire partie du monde qui bouge, qui invente, qui rit et qui peut faire sienne l'expression enthousiaste : "50 ans, Vive la vie !"

Sommaire

Chaque thème de ce chapitre est abordé selon le schéma suivant : les faits ; les causes ; les traitements ; en bref, ce qu'il faut retenir.

VIII Les examens demandés par le médecin 151

L'auteur aborde chaque examen en posant successivement les questions : De quoi s'agit-il ? Pourquoi ? Comment ? A quel rythme ?

Chaque thème des quatre derniers chapitres est abordé selon le schéma suivant : les faits ; les causes ; les traitements ; en bref, ce qu'il faut retenir.

I

La ménopause et ses symptômes

Qui ne connaît pas un ou plusieurs symptômes de la ménopause ? Les bouffées de chaleur ne symbolisent-elles pas à elles seules ce moment si redouté des femmes ? Lorsque l'une d'entre elles a anormalement chaud, ne se voit-elle pas moquée d'un "c'est ta ménopause qui te travaille !"

Et c'est vrai que ces symptômes sont nombreux, souvent intenses, et qu'ils sont susceptibles de bouleverser peu à peu votre "qualité de vie". C'est sûr, on ne meurt pas des symptômes de la ménopause, mais on vit parfois beaucoup plus mal ! Seules 10 à 15 % d'entre vous ne subiront pas les tourments de cette période. Les raisons de cette absence de symptômes sont – contrairement à ce que l'on voudrait faire croire – rarement culturelles mais le plus souvent d'explications hormonales obscures et encore à ce jour mal comprises. A l'autre extrême, il y a celles qui vivent cette ménopause comme un véritable "enfer de symptômes", probablement de 10 à 20 % d'entre vous. Entre les deux, il y a tous les intermédiaires. Par exemple beaucoup de symptômes mais peu intenses et bien acceptés et tolérés ; peu de symptômes mais intenses et mal tolérés ; peu de symptômes et bien tolérés, etc. Et c'est ainsi qu'il n'y a pas *une* ménopause mais de très nombreuses ménopauses qui font que celle de l'une ne ressemble pas forcément à celle de l'autre.

Parmi les symptômes les plus gênants, il y a les bouffées de chaleur, la fatigue, le manque d'entrain et les difficultés sexuelles.

Aucun de ces symptômes ne dure après la mise en route d'un traitement hormonal substitutif (THS) bien équilibré. Ainsi par exemple, les bouffées de chaleur les plus tenaces et les plus perturbantes ne résistent pas à dix jours d'une dose correcte d'estrogènes.

Nous passons ici en revue la plupart des symptômes de la ménopause. Rares sont les femmes qui les auront "tous", la plupart d'entre vous en rencontreront de un à trois avec, répétons-le, des intensités variables et donc des diminutions de la qualité de votre vie elle-même très variable.

L'arrêt des règles

Les faits

Les règles sont la desquamation de la muqueuse utérine, ce précieux tissu qui tapisse l'intérieur de la cavité utérine. La muqueuse pousse régulièrement tout au long du cycle, du premier jour des règles au premier jour des règles suivantes. C'est la brusque disparition, temporaire, des estrogènes et de la progestérone qui signe le début de la desquamation c'est-à-dire qui signifie le premier jour de vos règles. Les règles sont donc un mélange de sang et de muqueuse. L'énergie nécessaire à faire pousser cette muqueuse utérine (qui représente le "nid douillet" dans lequel un ovule fécondé par un spermatozoïde sera toujours le bienvenu) est assurée par les hormones estrogènes, du premier jour des règles au premier jour des règles suivantes, et par la progestérone, l'hormone de l'ovulation qui est fabriquée du moment de cette ovulation (vers le 14e jour d'un cycle de 28 jours) jusqu'au premier jour des règles suivantes.

La ménopause est caractérisée par l'arrêt de fonctionnement des ovaires qui, dès lors, ne fabriquent plus ni d'hormones estrogènes ni de progestérone. Dans ce contexte, la muqueuse utérine n'a plus aucune possibilité de croître, et donc il n'y a strictement rien à desquamer puisqu'il n'y a plus de cycle. Le fait de ne plus avoir ses règles lors de la ménopause ne signifie pas que l'on "retient" du sang et de la muqueuse, mais tout simplement qu'il n'y a plus de muqueuse.

La définition de la ménopause est : "l'arrêt des règles depuis un an". Définition prudente, qui tient compte du fait qu'en périménopause (cette période qui précède de quelques années la ménopause proprement dite) il y a de nombreux arrêts de fonctionnement ovariens qui se manifestent par des interruptions de règles pouvant atteindre parfois quatre à huit mois.

▮ Il est de plus en plus rare aujourd'hui, dans la mesure où les médecins proposent aux femmes des traitements de leur périménopause, de voir les règles être absentes pendant un an ou plus. La définition de la ménopause, qui auparavant s'appuyait de façon solide sur le symptôme de l'arrêt des règles, est désormais beaucoup plus floue et on ne peut compter sur le "timing" de ces douze mois sauf si la périménopause a évolué de façon spontanée sans aucun traitement complémentaire hormonal.

▮ Cet arrêt des règles est différent d'éventuels arrêts de règles que certaines femmes peuvent connaître alors qu'elles ne sont pas du tout en ménopause (par exemple à l'occasion de stress, d'un amaigrissement soudain...) parce qu'il s'accompagne le plus souvent d'un ou de plusieurs symptômes caractéristiques de la ménopause (bouffées de chaleur, insomnie, fatigue...).
Il est parfois vécu comme un soulagement si les règles des dernières années avaient été pénibles, douloureuses, hémorragiques, plus ou moins accompagnées de migraines menstruelles ou d'un syndrome prémenstruel particulièrement gênant (gonflements, prise de poids, troubles de l'humeur...).
Contrairement à ce que l'on croit, la majorité d'entre vous ne ressent aucune nostalgie à la disparition de ces règles. Vous n'êtes que 22 % à considérer que l'arrêt définitif de vos règles correspond à la perte de votre jeunesse. 18 % pensent que leur absence signifie que vous "n'êtes plus femme". Et 60 % sont plutôt satisfaites de leur disparition. [1]

▮ L'arrêt des règles a parfois été provoqué par une *hystérectomie* (ablation de l'utérus et parfois dans le même geste des ovaires) : une

(1) *Enquête sur la ménopause des Françaises* par le Dr David Elia, Edition°1

femme sur cinq en France n'a plus d'utérus après 50 ans. L'absence de règles chez les femmes qui ont subi cette intervention chirurgicale n'est évidemment absolument pas synonyme de ménopause. D'ailleurs elles vivent souvent encore leur cycle en repérant les périodes du mois où elles se sentent gonflées, les seins tendus voire douloureux, et les périodes où, au contraire, elles se sentent "après les règles" : toute la mécanique hormonale cyclique est en place, seul manque le signal menstruel sanguin du fait de l'absence d'utérus. Pour savoir si l'on est ménopausée dans cette situation, il faut construire un faisceau de présomptions associant un ou plusieurs symptômes de la ménopause (bouffées de chaleur, suées...), une durée suffisamment longue (de nombreux mois sont nécessaires afin de faire la différence avec la périménopause) et des dosages hormonaux successifs et répétés montrant, à plusieurs mois d'intervalle, un taux d'estrogènes effondré dans le sang (E2 [estradiol, le principal estrogène fabriqué par l'ovaire] inférieur à 20 picogrammes par millilitre et FSH [Follicule Stimulating Hormone, d'origine hypophysaire, elle commande aux ovaires leur "travail"] toujours très élevée, au-dessus des normes données par chaque laboratoire).

- Enfin, 10 à 15% des femmes - hormis l'arrêt définitif de leurs règles – ne souffrent d'aucun symptôme au moment de leur ménopause. L'une des explications de ce phénomène, pour le moins insolite, fait appel à l'idée qu'elles pourraient continuer (en particulier avec leur tissu graisseux) de "s'alimenter" avec une quantité minimale d'estrogènes (le tissu graisseux est en effet capable de transformer les hormones mâles fabriquées par les glandes surrénales en estrogènes grâce à une enzyme qui s'appelle l'aromatase).

Les causes

C'est l'arrêt de fonctionnement *définitif* des ovaires, en ce qui concerne leur fabrication d'estrogènes et de progestérone, qui, cessant de stimuler la pousse de la muqueuse utérine à l'intérieur de la cavité de l'utérus, explique cette absence définitive de règles.

Cet arrêt s'accompagne aussi de la disparition de l'*ovulation* : il n'y a plus de grossesse possible, et ce même lorsque l'on aura éventuellement adopté un THS (Traitement Hormonal Substitutif de la ménopause) qui "redonnera les règles". Car le THS, s'il est capable de restaurer, de se "substituer" aux ovaires en ce qui concerne la fourniture des hormones estrogènes et de progestérone, ne peut restituer l'ovulation, c'est-à-dire la possibilité de fécondation.

Les traitements

L'arrêt des règles n'est pas en soi un symptôme qui exige un "traitement" : nous l'avons vu, la plupart d'entre vous sont très contentes de cette disparition.
Bien plus, beaucoup demanderont désormais un traitement "sans règles" : vous êtes 75 % à nous exprimer ce souhait. Comme nous le verrons, il existe des modalités de traitements particulièrement adaptées à ce désir.

EN BREF

ce qu'il faut retenir

L'arrêt des règles n'est pas obligatoirement synonyme de ménopause autour de la cinquantaine : ce symptôme peut, en fait, s'inscrire dans le tableau d'une périménopause. Un test simple consiste à donner 10 jours de progestérone ou de *progestatif* *(voir plus loin la différence entre ces deux mots)* et à constater ce qui se passe : s'il n'y a pas de règles c'est un signe d'une disparition assez profonde des estrogènes, dans le cas contraire les estrogènes étaient présents et l'on doit plutôt parler de périménopause que de ménopause. Ce test, dit "au progestatif", devrait en fait être effectué à plusieurs mois d'intervalle pour avoir une valeur de diagnostic de ménopause tant il est vrai qu'en périménopause les ovaires peuvent s'arrêter de fonctionner pendant plusieurs mois d'affilée.

La distinction entre diagnostic de périménopause et de ménopause est essentielle à faire : les traitements hormonaux substitutifs ne sont pas identiques, et traiter une femme qui est en périménopause comme si elle était en ménopause augure de bien de déboires et de déceptions. Les femmes ayant subi une hystérectomie ne retrouveront pas leurs règles sous THS, bien entendu.

La bouffée de chaleur

Les faits

- Il s'agit d'une onde de chaleur qui prend naissance en général au niveau de la poitrine puis diffuse rapidement vers le visage, les cheveux.

- Elle est de durée brève : quelques secondes environ.

- Elle se manifeste le plus souvent la nuit entraînant insomnie et fatigue ; elle peut aussi être présente pendant la journée.
Ses effets sur la coiffure, le maquillage, les sous-vêtements, les draps... sont plutôt ravageurs.
75 % des femmes la connaissent à la ménopause et ce, le plus souvent, pour plusieurs années, voire de façon définitive.

- Elle a une signification sociale péjorative : ce symptôme affiche "la ménopause".

Les causes

- C'est la carence en hormones *estrogènes* qui provoque ce symptôme : il disparaît en l'espace de quelques jours dès l'administration de ces hormones.
Le centre de thermorégulation de votre corps, situé dans votre cerveau, est extrêmement sensible aux estrogènes. Le mécanisme selon lequel il est perturbé par leur absence est encore à ce jour très mal connu. Certaines hormones cérébrales, que l'on appelle neuromédiateurs, telles que la sérotonine, la noradrénaline, la dopamine, semblent largement impliquées dans le déclenchement du symptôme.

Les traitements

Les hormones estrogènes du traitement hormonal substitutif (THS) sont capables de la faire disparaître en l'espace de quelques jours (7 à 8 jours maximum si la dose estrogénique du traitement est suffisante).

Les phyto-estrogènes, qui sont des estrogènes végétaux (isoflavones) issus le plus souvent du soja, sont capables de la faire disparaître à 45 % (plus de 95 % de disparition avec les estrogènes du traitement hormonal substitutif classique).

Certains médicaments non hormonaux, comme l'Agréal®, l'Abufène®, donnent des résultats inconstants mais se doivent d'être essayés dans la mesure où les deux premières solutions sont impossibles ou lorsqu'elles n'ont pas apporté les résultats escomptés.

EN BREF

ce qu'il faut retenir

Il s'agit d'un symptôme extrêmement gênant, entraînant fatigue, insomnie, gêne dans la vie de tous les jours, y compris au moment des rapports sexuels.
C'est l'insuffisance d'estrogènes dans le sang qui le provoque.
Le traitement hormonal est toujours efficace, dès que les doses utilisées sont suffisantes.
La bouffée de chaleur réapparaît dès lors que la concentration d'estrogènes dans le sang est insuffisante : chez une femme ménopausée cela peut prendre de un à deux jours, jusqu'à huit à quinze jours.
Enfin, les techniques de relaxation (cures thermales, thalassothérapie, sport...), dans la mesure où elles luttent contre le stress et s'opposent aux désordres anarchiques du système nerveux central, sont le plus souvent capables de minimiser le nombre et l'intensité des bouffées de chaleur.

Les suées

Les faits

Il s'agit d'une sensation de "toujours chaud". L'onde de la bouffée de chaleur n'existe pas, mais elle est remplacée ici par une sensibilité particulière à la chaleur qui provoque une sorte de transpiration plus ou moins permanente.

Les suées sont le plus souvent nocturnes mais peuvent, chez certaines femmes, être aussi de jour.

Elles donnent l'impression extrêmement désagréable de "ne jamais être nette", de sentir la transpiration, en même temps que la gêne de se sentir plus ou moins constamment "mouillée".

Tout comme les bouffées de chaleur, elles entraînent, lorsqu'elles sont nocturnes, de l'insomnie et de la fatigue.
Chez certaines femmes, la sensation d'avoir "toujours trop chaud", associée aux bouffées de chaleur qui surviennent à tout moment de la nuit et parfois du jour, est particulièrement inconfortable.

Les causes

Ce sont les mêmes que celles des bouffées de chaleur : la carence sanguine en hormones estrogènes explique que le centre cérébral de votre thermorégulation "s'affole" et considère, de façon plus ou moins constante, qu'il faut déclencher de la chaleur pour résister à une agression du froid.

Les traitements

Ce sont exactement ceux utilisés pour réduire les bouffées de chaleur : les estrogènes du THS (traitement hormonal substitutif de la ménopause), les phyto-estrogènes, Agréal®, Abufène®, la relaxation, le sport...

Elles ne résistent pas à l'administration d'une dose suffisante d'estrogènes : elles disparaissent alors en l'espace de quelques jours, une semaine tout au plus.

EN BREF

ce qu'il faut retenir

Tout comme les bouffées de chaleur qu'elles accompagnent parfois, les suées représentent certainement l'un des symptômes les plus gênants de la ménopause dans la mesure où elles provoquent insomnie (et donc fatigue), gêne sociale (et sexuelle aussi), inconfort permanent avec sensation de souillures permanentes.

L'insomnie

Les faits

Vous êtes nombreuses à vous plaindre dans ce moment de votre vie de perte du sommeil. "Moi qui dormais comme un bébé !..."

Ce sont des difficultés d'endormissement, mais aussi des réveils nombreux en pleine nuit ou au petit matin. Cette diminution importante de la qualité de votre sommeil vous désole en même temps qu'elle vous épuise.

Pendant ces insomnies, vous ruminez toutes sortes d'idées négatives. Vous êtes 63 % à souffrir d'insomnie en période de ménopause. (1)

Les causes

Bouffées de chaleur et transpirations réveillent nombre d'entre vous.

Des salves d'extrasystole (palpitations cardiaques accompagnant ou non les bouffées de chaleur) peuvent ajouter encore à l'angoisse de ces réveils insolites.

Le fait de se réveiller "trempée" vous oblige à vous lever, à vous changer, voire à rechercher un peu de fraîcheur, tous éléments qui vous éloignent un peu plus du réendormissement.

Nous pensons que la qualité du sommeil peut être *directement* influencée par la quantité d'estrogènes présente dans votre sang.

(1) *Enquête sur la ménopause des Françaises* par le Dr David Elia, Edition°1

La ménopause est parfois aussi le moment d'une crise existentielle où s'entremêlent tracas divers, préoccupations de tous ordres, inquiétudes pour l'avenir, interrogations conjugales… que l'on ressasse à l'infini pendant ces moments volés à la nuit.

Les traitements

La plupart des causes de cette dégradation du sommeil sont soulagées par l'administration d'hormones estrogènes sous quelque forme que ce soit (comprimés, gel ou timbre). En une semaine – si la posologie d'estrogènes est suffisante – la qualité du sommeil redevient ***ce qu'elle était avant la ménopause.*** C'est le traitement de choix, celui qu'il faut savoir utiliser avant les autres moyens à votre disposition.

Les médicaments anxiolytiques, les somnifères, peuvent bien évidemment être utilisés. Il s'agit là, pour les femmes dont le sommeil a toujours été excellent jusqu'à la ménopause, de moyens d'attente éventuellement mis en route en attendant le THS (traitement hormonal substitutif de la ménopause).

La relaxation, le sport, le yoga, voire l'homéopathie, l'acupuncture… peuvent rendre aussi de bons services dans ce domaine.

EN BREF

ce qu'il faut retenir

Ne vous laissez pas piéger par la fatigue engendrée par l'insomnie. Sachez qu'un traitement estrogénique peut vous redonner votre sommeil d'antan en l'espace de quelques jours.
Mais attention ! Vous ne devez rien attendre du THS si vous êtes insomniaque depuis de très longues années en dehors de tout contexte de désordre hormonal.

Les douleurs articulaires & musculaires

Les faits

Ce sont des douleurs "voyageuses", qui peuvent atteindre selon les jours, voire les heures de la journée, les différentes articulations : les épaules, les doigts, les coudes, les genoux, le dos, etc.

Ces douleurs peuvent aussi être musculaires : les trapèzes, les dorsaux...

Ce qui vous frappe, c'est qu'elles débutent à la ménopause et qu'elles semblent aller de pair avec les bouffées de chaleur, les suées et les éventuels autres symptômes de la ménopause.

Vous vous sentez "toute rouillée", vous "craquez de partout", tout cela est un peu déprimant dans la mesure où ces symptômes sont le plus souvent synonymes de "vieillesse".

Ces symptômes sont fréquents : vous êtes 1 femme sur 3 à vous en plaindre au moment de la ménopause, et ce pendant de longues années au cours desquelles les signes vont aller en empirant si le THS n'a pas été instauré.

Les causes

Elles restent mystérieuses et l'on évoque des récepteurs à hormones estrogènes situés sur les ligaments des articulations, voire même sur leur cartilage. Il n'est pas exclu qu'existent aussi des récepteurs estrogéniques au niveau des tendons musculaires s'insérant sur le squelette, récepteurs qui viendraient à exprimer une douleur en l'absence d'estrogènes.

D'une façon générale, c'est la carence en hormones estrogènes qui provoque ces symptômes.

Les traitements

C'est le THS qui, en l'espace de quelques semaines, vous soulagera de ces désagréments. Le traitement hormonal est bien plus adapté dans cette situation que la prescription d'anti-inflammatoires ou de médicaments corticoïdes. Bien sûr, ceux-ci auront un effet mais il sera éphémère et, surtout, ne s'opposera pas à la cause réelle de ces symptômes.

La kinésithérapie, les cures thermales, la thalassothérapie peuvent compléter utilement l'administration d'hormones estrogènes.

EN BREF

ce qu'il faut retenir

Ces douleurs n'ont strictement aucun rapport avec les manifestations d'une éventuelle ostéoporose. L'ostéoporose (la décalcification du squelette) est un phénomène *silencieux*. Vous ne ressentirez ni douleur ni symptôme particulier de cette fuite progressive de votre capital osseux. Les douleurs ne surviendront, éventuellement, qu'au moment des fractures (tassement vertébral par exemple). Le traitement hormonal substitutif de la ménopause, s'il est prescrit à bonne dose estrogénique, doit vous libérer rapidement, dans l'espace d'un mois, de ces "douleurs de vieux". Les médecins rhumatologues consultés pour ces douleurs subitement survenues avec la périménopause ou la ménopause sont, en général, encore peu informés de la responsabilité possible des hormones. Le THS n'a aucune efficacité si les douleurs préexistaient depuis de longues années avant la ménopause.

La sécheresse vaginale

Les faits

Le vagin et ses parois ne sont plus capables de produire de lubrification suffisante pour permettre un rapport sexuel harmonieux.

Ce symptôme est souvent tardif et survient habituellement (lorsqu'il existe) dans les mois qui suivent l'installation définitive de la ménopause.
Vous êtes 1 femme sur 4 à vous en plaindre (parmi celles ayant encore une activité sexuelle).
Cette absence de lubrification provoque une gêne plus ou moins importante lors des rapports sexuels dont la qualité se détériore, au point que certaines d'entre vous vivent "un véritable calvaire" lors de ces rapports.

Certaines d'entre vous décident d'ailleurs, dans ce moment, de refuser tout rapprochement amoureux.

Celles qui persistent vivent souvent douleurs, inconfort, brûlures, coupures superficielles de la peau de la vulve, petits saignements...
L'accès au plaisir sexuel est en général compromis (mais pas toujours).

Les causes

La lubrification vaginale est assurée par une sorte de "transpiration" réflexe des parois du vagin lors du désir sexuel.

Le col de l'utérus participe, lui aussi, de cette "mouillure" grâce à la sécrétion de ce que l'on appelle la "glaire cervicale".

▮ Il existe aussi des glandes lubrificatrices, les glandes de Bartholin, et celles de Skene : leur implication dans la responsabilité de la lubrification vaginale est bien moindre que celle assurée par les parois du vagin.

▮ Parois vaginales, glaire cervicale, glandes lubrificatrices sont sous l'influence directe des hormones estrogènes : en leur absence, le col devient "sec", les parois vaginales s'atrophient et deviennent incapables de fabriquer de la lubrification, les glandes de Bartholin et de Skene s'assèchent.

▮ Sans estrogènes, la vulve elle-même (grandes et petites lèvres) peut commencer de s'atrophier.

▮ La sécheresse vaginale, lorsqu'elle n'est pas résolue par un traitement efficace, est de nature à interdire toute idée de désir ou de plaisir.

▮ *Les traitements*

▮ C'est le THS à bonne dose estrogénique qui redonne vie et souplesse aux muqueuses vaginales.

▮ Cet effet est rapide : quelques semaines suffisent en général dès lors que la quantité d'estrogènes prescrite est à bon niveau. La restitution est alors à l'identique de ce qui préexistait avant la ménopause.

▮ En l'absence de traitement hormonal – ou même l'accompagnant s'il s'avère insuffisant – on peut utiliser des moyens locaux qui consistent à administrer des estrogènes au contact des parois vaginales : Colpotrophine®, Physiogine®, Trophicrème®... Ces médicaments sont prescrits à raison de deux ou trois fois par semaine à placer au fond du vagin, le soir au coucher.

▮ Il existe un produit "hydratant", non hormonal, qui peut vous rendre de bons services : le Replens®, à placer trois fois par semaine au fond du vagin le matin.

- L'utilisation de lubrifiants vaginaux à mettre en place avant le rapport sexuel est efficace même si, à lui tout seul, il ne peut représenter une solution idéale : Try®, Sensilube®, Prémicia®...

EN BREF

ce qu'il faut retenir

Il s'agit d'un symptôme très gênant dont l'impact négatif sur la vie conjugale est évident. Il vous interdit désormais l'accès au plaisir, et suscite aussi chez le conjoint des incompréhensions, dans la mesure où il interprète votre changement d'attitude comme de la frigidité, un manque d'affection ou le "début de la vieillesse".
Il convient de ne pas confondre la sécheresse vaginale avec le *rétrécissement* vaginal, phénomène qui intervient lorsqu'une femme, quel que soit son âge, n'a pas eu de rapports sexuels pendant longtemps. Il ne s'agit pas là d'atrophie, mais d'un changement des dimensions du vagin parfaitement réversible lors de la reprise des rapports sexuels. Les femmes souffrant de sécheresse vaginale qui commencent un traitement hormonal efficace doivent connaître la possibilité de ce rétrécissement vaginal dans la mesure où elles s'étaient parfois détournées depuis longtemps de toute activité sexuelle. Le vagin reprend ses dimensions normales dès lors qu'un certain nombre de rapports sexuels a eu lieu.
Mais lubrification vaginale retrouvée ne signifie pas forcément plaisir et désir retrouvés : il faut compter aussi sur les éventuels conflits conjugaux, les difficultés de la vie, les préoccupations qui, pendant la ménopause, assaillent nombre d'entre vous. Dans le même ordre d'idées, celles qui connaissaient une sexualité de piètre qualité avant toute détérioration hormonale ne trouveront aucune amélioration à l'adoption d'un THS.
Enfin, certaines femmes, malgré une lubrification vaginale retrouvée, se plaignent d'une disparition totale de leur libido. Si cette disparition coïncide avec la ménopause (et ne lui préexistait pas depuis longtemps, voire depuis toujours) on évoque ici un éventuel besoin d'hormones mâles dont la prescription est, on le verra, délicate.

La perte de la libido

Les faits

Certaines d'entre vous se plaignent d'une disparition totale de leur "envie" de faire l'amour, de leur incapacité à ressentir désormais le moindre plaisir.

Il semble que ce soit surtout parmi celles ayant subi une ablation des ovaires (ovariectomie) que l'on retrouve le plus souvent cette problématique.

Ce symptôme est d'autant plus authentique que par ailleurs il n'existe aucun conflit conjugal, aucune sécheresse vaginale (dans la mesure où elle est le plus souvent largement équilibrée par le THS), aucune raison particulière de se sentir ainsi indifférente à la sexualité.

Vous nous dites souvent : "Votre traitement (THS) a tout arrangé : les bouffées de chaleur, les insomnies, la sécheresse vaginale... mais alors là, rien à faire, je suis devenue complètement frigide !"

Les causes

Sans THS, elles sont évidemment multiples : le fait d'être assaillie par une symptomatologie "bruyante" (bouffées de chaleur, suées...), d'être le plus souvent extrêmement fatiguée, d'avoir le moral plutôt à la baisse... explique que l'on n'ait plus forcément "la tête à ça".

Le compagnon, lui-même, vit souvent sa "propre crise"

existentielle, ses premières défaillances érectiles, ses premières baisses de libido.

- La baisse ***d'hormones mâles*** (testostérone en particulier) circulant dans votre sang est souvent responsable d'une diminution sensible, voire d'une disparition, de votre désir sexuel et de votre faculté à vivre du plaisir. Les hormones mâles sont fabriquées chez les femmes par deux glandes : les surrénales (elles coiffent chaque rein, comme une petite virgule) et les ovaires. Après la ménopause, contrairement à ce que beaucoup croient encore, les ovaires ne sont pas des glandes "mortes" : si elles ne sécrètent plus d'estrogènes ni de progestérone, elles continuent de fabriquer des hormones mâles (bien entendu en infime quantité par rapport aux concentrations masculines). Ces hormones mâles sont, chez la femme – tout comme chez l'homme – les ***hormones clés*** de la libido. C'est la raison pour laquelle les femmes ayant subi une ablation de leurs ovaires (ovariectomie) – mais pas seulement elles, loin s'en faut – connaissent des chutes à priori inexplicables de leur libido au fil des années : il suffit que la concentration physiologique d'hormones mâles tombe en dessous d'un certain seuil pour que le centre de l'appétit sexuel féminin s'éteigne. On comprend que l'ablation chirurgicale des ovaires est l'une des raisons principales de cette perte de libido. Le THS classique (qui administre estrogènes et progestérone) est incapable dans ce contexte de restaurer des niveaux physiologiques d'hormones mâles suffisants pour "rallumer" la libido.

Les traitements

Bien entendu, les éventuels conflits de vie, les stress ne sont pas du ressort d'un quelconque médicament mais plutôt de la solution efficace et progressive de la crise que l'on est en train de vivre.

La fatigue, la baisse de moral, le "mal-être" sont du ressort du THS constamment efficace sur ces symptômes.

La mise en place d'un THS effaçant rapidement tous les désagréments créés par la sécheresse vaginale suffit souvent à rétablir une libido de bonne qualité.

Dans les cas rebelles où, malgré l'instauration d'un THS à bonne posologie et l'absence de problèmes de vie majeurs (alors que ces problèmes ont été résolus), la libido persiste à être défaillante, il faut savoir alors avoir recours à la complémentation d'hormones mâles : par exemple sous la forme d'injections intramusculaires (Heptylate de testostérone Theramex® 50mg : une injection intramusculaire toutes les deux à quatre semaines, ou encore le gel Andractim® : une dose à étaler sur la peau du ventre par exemple deux à trois fois par semaine, ou encore des comprimés de Pantestone® ou Proviron® : 2 à 3 comprimés par semaine... Vous remarquerez qu'aucune de ces spécialités pharmaceutiques françaises n'a reçu l'autorisation de mise sur le marché dans l'indication de libido féminine "en baisse" : elles seront donc éventuellement prescrites sous la seule responsabilité du prescripteur. Pour plus de détails sur ces traitements se reporter au chapitre "Les traitements de la ménopause".

Les migraines

Les faits

Ces douleurs peuvent être violentes, mais souvent elles sont là “en filigrane”, le matin, constantes ; plus ou moins exacerbées dans la journée par les événements de la vie courante.

Elles ressemblent aux migraines menstruelles, ces maux de tête souvent ressentis juste avant, pendant ou plus rarement à la fin des règles : ce sont les femmes qui ont eu des migraines menstruelles toute leur vie qui sont les plus fréquentes à ressentir ce symptôme à la ménopause.

Les médicaments antidouleurs habituels sont plus ou moins inefficaces.

Ce qui frappe c’est l’intensité, la permanence, la survenue inhabituelle de ce symptôme et surtout qu’il date plus ou moins de l’arrêt des règles de la ménopause.

Les causes

Nous savons maintenant que ces migraines sont provoquées par l’absence (ou la diminution) des hormones estrogènes dans votre sang. Dans la mesure où ces hormones sont capables de dilater les artères et les vaisseaux sanguins, il n’est pas impossible que ces douleurs soient provoquées par une diminution du calibre de ces vaisseaux.

D’autres causes peuvent être retrouvées, comme par exemple

l'arthrose cervicale (dont les manifestations douloureuses sont elles-mêmes augmentées par l'absence d'hormones estrogènes), des problèmes oculaires ou dentaires... qui n'ont strictement rien à voir avec la ménopause.

Les traitements

Dans la mesure où ce symptôme est provoqué par la carence estrogénique, c'est tout naturellement l'instauration d'un THS à dose efficace qui vous en libérera. Et ce, en l'espace de quelques jours (souvent en moins d'une semaine).

Mais attention : le THS doit instituer des estrogènes quotidiens "non-stop" : si un arrêt d'un ou plusieurs jours devait être programmé, les migraines réapparaîtraient probablement dans la mesure où, nous l'avons vu, elles sont induites par l'insuffisance d'estrogènes dans votre sang.

Les migraines dont les causes ne sont pas hormonales ne seront évidemment absolument pas améliorées (ni en général dégradées) par un traitement hormonal. Dans ce cas, il faudra toujours effectuer une enquête médicale sur la recherche de la cause exacte qui indiquera le traitement adéquat.

EN BREF

ce qu'il faut retenir

Peu de femmes savent encore que certaines migraines peuvent être le fait d'une insuffisance estrogénique. Cette méconnaissance fait que vous êtes encore nombreuses à faire appel à des thérapeutiques antidouleurs, certes efficaces, mais à très court terme, et ne représentant absolument pas le traitement de fond de ce symptôme.
Si vous êtes concernée par ce symptôme, le THS que l'on vous prescrira devra toujours comporter une administration quotidienne et régulière – sans arrêt – d'estrogènes, au risque de faire réapparaître les migraines dans les périodes d'arrêt de traitement estrogénique.
Les femmes, "grandes migraineuses" toute leur vie, et ce de façon totalement indépendante de leur cycle et de leurs règles, constatent parfois une accalmie, voire une disparition "quasi magique" de leur symptomatologie au moment de la ménopause. Dans ces cas, la prescription d'un THS doit être particulièrement précautionneuse de telle manière qu'elle ne permette pas à ce symptôme de réapparaître.

La fatigue

Les faits

Lors de la ménopause, vous êtes nombreuses à vous sentir exténuées, vidées de vos forces, incapables d'assurer les tâches quotidiennes.

Cette fatigue vous handicape dans la vie de tous les jours, mais aussi vous inquiète et vous laisse imaginer que vous êtes peut-être atteinte d'une maladie grave. Cette fatigue est dévalorisante dans la mesure où elle semble vous indiquer que "l'âge venant", vous n'êtes désormais plus capable d'assumer votre rôle conjugal, professionnel, parental, social...

Cette fatigue est physique, certes, mais aussi intellectuelle : il vous est parfois impossible de suivre une idée, de manifester un esprit logique, de mener à bien des tâches intellectuelles banales.

Les causes

Le sommeil est souvent perturbé. Les bouffées de chaleur et les suées vous empêchent de dormir et ces insomnies répétées finissent par avoir des conséquences désastreuses sur votre "forme".

Les hormones estrogènes sont des hormones de "vie" : en leur absence, on constate souvent une perte du tonus, de la capacité à entreprendre des choses. Il s'agit là d'un effet *direct* des hormones sur le cerveau féminin.

C'est parfois la glande thyroïde qui est en cause : les hormones thyroïdiennes qu'elle fabrique sont, elles aussi, fondamentales au tonus et à la capacité d'entreprendre. L'insuffisance thyroïdienne est un événement relativement fréquent à la cinquantaine et il convient toujours – surtout devant une fatigue peu ou pas améliorée par le THS – d'en rechercher l'éventualité.

- La baisse de moral pouvant survenir en raison de tous ces symptômes de la ménopause peut, à elle seule, expliquer une certaine lassitude et des découragements.

- La carence hormonale estrogénique doit être compensée. Dès lors qu'un THS est mis en route, quelques semaines suffisent pour retrouver le tonus et ses facultés d'avant la ménopause. Vous parlez souvent de "traitements magiques" tant vous êtes surprises par la rapidité de la remise en forme dès que des estrogènes circulent à nouveau dans votre sang.

- La crise existentielle de la cinquantaine que vous vivez en même temps que vous subissez les symptômes de la ménopause ne peut, elle, c'est évident, trouver de solution dans le traitement hormonal substitutif. Mais celui-ci vous redonnant force et vigueur vous permet souvent d'avoir les moyens de mieux la surmonter.

- Le traitement hormonal d'une éventuelle insuffisance thyroïdienne (dont la preuve est assurée par un dosage hormonal sanguin, la TSH ultrasensible) doit toujours être corrigé et, tout comme le traitement hormonal substitutif de la ménopause, vous permettre de retrouver rapidement vos forces.

EN BREF

ce qu'il faut retenir

La fatigue est un symptôme très courant de la ménopause. Ses multiples causes ne résistent pas, en général, à l'instauration d'un traitement hormonal bien dosé.

La déprime

Les faits

Ce n'est pas ce que les psychiatres appellent la ***dépression*** : cet état très grave qui vous abat et vous empêche de réfléchir, d'agir, tout en vous dévalorisant de façon très inquiétante. Il s'agit plutôt de cette petite déprime, de cette tristesse ou de cette mélancolie qui font que lorsqu'on vous demande "comment ça va ?" vous répondez : "pas terrible, en ce moment je n'ai vraiment pas le moral..."

Celles qui ont déjà connu, avant la ménopause, un ou plusieurs épisodes de vraie dépression sont certainement plus vulnérables à la récidive au moment de la ménopause.

Cette déprime vous semblera d'autant plus insolite si vous faites partie des femmes qui se trouvaient auparavant plutôt optimistes, de caractère égal, ne connaissant pas la mélancolie. C'est ce contraste, contemporain de la ménopause, qui doit faire penser à l'origine hormonale de ce "mal-être".

Les causes

La fatigue, les insomnies, les bouffées de chaleur et autres suées, sont de nature à casser un beau moral. Les hormones estrogènes ont un impact direct sur le cerveau féminin et se comportent à son niveau comme de véritables "antidépresseurs physiologiques". Nombre de réactions chimiques impliquant ce que l'on appelle les neuromédiateurs (des hormones cérébrales) sont induites, modulées par les estrogènes. L'absence d'estrogènes au niveau cérébral

explique que vous "broyez du noir" plus facilement.
Enfin, l'image de "vieillerie" que suggère la ménopause, les éventuelles difficultés conjugales ou professionnelles – vécues dans un contexte de grande vulnérabilité physique et intellectuelle – peuvent avoir un impact très négatif sur votre moral.

Les traitements

Les femmes concernées de 50 ans et plus sont donc souvent invitées à prendre des antidépresseurs puisque la plupart de ces médicaments sont désormais quasiment exempts d'effets secondaires. Il ne s'agit pourtant pas de "la" solution que vous recherchez. En effet s'ils peuvent vous aider en vous empêchant de tomber peu à peu dans la dépression, ils ne s'adressent pas à la cause n° 1 de votre état.

C'est l'adoption d'un THS qui, en principe, doit vous sortir de votre morosité, et ce dans un délai de quelques semaines : les bouffées de chaleur, les insomnies, la fatigue envolées, le moral revient naturellement au beau.

C'est dans le cas de l'inefficacité d'un THS bien conduit à résoudre votre tristesse que l'accès aux antidépresseurs peut s'avérer opportun.
Les anxiolytiques (médicaments contre l'angoisse) peuvent être intéressants sur une brève durée, le temps que le THS fasse son effet.
Les autres moyens tels que la reprise ou l'adoption d'une activité sportive, la décision de perdre du poids et la réussite de ce projet, la relaxation... accompagnent utilement l'adoption du THS.

EN BREF

ce qu'il faut retenir

Déprime et morosité ne résistent pas longtemps à la restauration d'une quantité d'estrogènes suffisante dans votre sang.

Les fuites urinaires

Les faits

Lorsque vous toussez, éternuez, faites un effort, il peut arriver maintenant que vous ayez quelques fuites d'urine incontrôlables.

Mais parfois, aussi, vous avez des envies impérieuses, irrésistibles d'uriner et vous ne pouvez empêcher quelques gouttes, voire plus, de fuir. Cela peut vous arriver, par exemple, alors que vous êtes dans l'ascenseur sur le point d'arriver chez vous, lorsqu'il pleut, lorsque vous mettez les mains dans l'eau froide...

Ces deux mécanismes – fuites à l'effort et fuites par impériosités – sont parfois intimement mêlés chez une même femme.

Ce symptôme est le plus souvent humiliant dans la vie quotidienne, et il finit par gêner considérablement. La vie intime est parfois elle aussi perturbée : fuites d'urine et vie sexuelle ne font pas forcément bon ménage !

Dans les cas avancés vous utilisez des protections qui vont du protège-slip à la véritable "couche pour adultes".

Les causes

Les fuites d'urine *à l'effort* se rencontrent le plus souvent chez les femmes ayant au moins accouché une fois car la vessie a été quelque peu "bousculée" pendant l'accouchement. Dans les suites immédiates de la naissance de l'enfant, quelques fuites à l'effort se sont vite spontanément résolues dans la mesure où les tissus, les ligaments sont encore fermes et élastiques. Puis, avec le temps, la vessie n'est plus *soutenue* de façon adéquate, elle "descend" subrepticement et, ne se retrouvant plus à sa place habituelle, ne réagit plus de la même façon à la *surpression* provoquée, par exemple, par une toux rebelle.

▪ Les fuites urinaires par ***impériosités*** participent d'un mécanisme différent : la vessie est un organe particulièrement "intelligent" qui, entre autres régulations, utilise des influx nerveux – véritables circuits électroniques de la vessie – qui nécessitent nombre de molécules chimiques dont les estrogènes. Dès lors que la vessie se voit privée d'estrogènes elle peut réagir ainsi et devenir "si nerveuse" qu'elle ne peut plus se remplir de façon sereine jusqu'à déclencher le signal d'évacuation de l'urine lorsqu'elle est pleine mais, au contraire, se déclenche alors même qu'elle est aux trois quarts vide.

▪ *Les traitements*

▪ La rééducation périnéale avec électrostimulation et biofeedback : en général 15 séances donnent de bons résultats, surtout sur l'incontinence d'urine d'*effort* et, à moindre degré, mais parfois appréciable, sur l'incontinence par impériosités. Cette rééducation s'effectue chez la sage-femme ou le kinésithérapeute compétent. Elle est remboursée par la Sécurité sociale.
Elle nécessite la mise en place de sondes vaginales imprimant au périnée les différents courants de stimulations musculaires induits par une machine spécialisée. Totalement indolore.

▮ Les médicaments "calmant de la vessie" sont particulièrement efficaces sur l'incontinence urinaire par impériosités : Ditropan® et Driptane® (ce sont les mêmes molécules), Détrusitol®, sont le plus souvent prescrits. Le risque de glaucome est la contre-indication principale à ces traitements. L'effet secondaire le plus fréquent est la sécheresse de la bouche. Et il convient d'utiliser ces médicaments "à la carte" (leur durée d'action est de quelques heures après l'absorption).

▮ Le THS, parce qu'il apporte des estrogènes, est une excellente première approche de ces troubles urinaires, surtout s'ils sont apparus au moment de la ménopause : en restaurant une atmosphère estrogénique suffisante sur les récepteurs hormonaux de la vessie, on voit près de la moitié des incontinences par impériosités résolues, tandis que les effets sur les incontinences à l'effort restent plus modestes mais certains.

▮ La chirurgie n'est opportune que lorsque les moyens précédents n'ont pas donné satisfaction sur l'incontinence *d'effort*. On a le choix aujourd'hui entre les anciennes techniques classiques qui ont fait leurs preuves (elles consistent, à ventre ouvert, ou parfois par célioscopie, à "remonter" la vessie et à la replacer dans sa position correcte). Une nouvelle technique chirurgicale beaucoup plus simple (une demi-heure sous anesthésie locale) et qui vous permet de rentrer chez vous dès le lendemain matin, le TVT, consiste à placer une sorte de "hamac" sous la forme d'un fil sous l'urètre, le conduit urinaire qui s'étend de la vessie à l'orifice urinaire. Le TVT nous vient de Suède et le recul est de trois à cinq ans aujourd'hui. Les résultats sont – à ce jour – aussi bons que ceux des techniques chirurgicales classiques. Il faudra attendre dix ans pour pouvoir les comparer définitivement.

EN BREF

ce qu'il faut retenir

La ménopause est un moment de votre vie où les symptômes urinaires surviennent avec une grande fréquence dans la mesure où la vessie est privée de son imprégnation hormonale d'estrogènes. C'est la raison pour laquelle nombre de symptômes de ce type vont spontanément disparaître sous l'influence du THS, en l'espace de quelques semaines.
Le diagnostic est parfois difficile entre fuites à l'effort et fuites par impériosités. Le bilan urodynamique ("audit" de votre vessie effectué en 20 minutes) fait la part des choses et indique à votre médecin quelles pourraient être les meilleures stratégies à mettre en œuvre.
S'il s'agit d'un symptôme banal, il n'en est pas moins lourd à vivre tant il provoque isolement social, honte et handicap.
Les traitements multiples à votre disposition sont très efficaces : ne vous résignez pas à subir cette gêne de votre vie quotidienne (et souvent de vos nuits).

La prise de poids

Les faits

Plus d'une femme sur deux considère qu'elle prend du poids au moment de la ménopause. Cette prise de poids s'inscrit entre deux-trois kilos et dix kilos ou plus.

Il s'agit en fait le plus souvent de l'aggravation d'un surpoids qui s'est installé depuis de nombreuses années. Ce qui change ici c'est que l'on a dépassé "le supportable" et que cela coïncide avec les années de la ménopause.

Parfois, au contraire, cette prise de poids a débuté dès l'instauration d'un traitement hormonal : il faut suspecter les posologies et la pertinence de ce traitement, tout en gardant à l'esprit que des femmes n'ayant aucun THS prennent aussi du poids.

C'est certainement l'un des symptômes les plus mal ressentis et vécus de la cinquantaine. Il vous fait souffrir, et nombre d'entre vous disent : "les bouffées de chaleur, à la rigueur d'accord, mais la prise de poids, c'est non !"
La graisse en trop se localise en des endroits inhabituels chez une femme : le ventre, le dos, les seins, les bras... alors que les cuisses, les fesses et les jambes peuvent être relativement épargnées. C'est ce que l'on appelle la localisation androïde (masculine) par opposition à la localisation gynoïde (féminine) du bas du corps.

Vous dites que vous êtes "gonflée" : il vous faut pourtant faire la différence entre les "kilos d'eau" et les "kilos de graisse". Les kilos d'eau sont ceux qui vont et viennent très rapidement en l'espace de 24 ou 48 heures, tendent vos seins, vos hanches ou votre ventre, puis disparaissent, comme par miracle, pour réapparaître quelques jours après : exactement la même sensation que certains jours prémenstruels (avant vos règles) ou que celles d'un début de grossesse.

Tout autre est la sensation de gonflement permanent, jour après jour, sans aucune augmentation ni diminution rapide : il s'agit là de kilos de graisse, ceux le plus couramment retrouvés au moment de la ménopause alors que les "kilos d'eau" sont, eux, plus fréquents au moment de la périménopause.

Les causes

La courbe de poids des femmes n'accuse pas de pic majeur au moment de la ménopause : il s'agit plutôt d'une lente progression qui a souvent débuté à la trentaine et pour beaucoup d'entre vous au moment des grossesses. 50 ans est le moment où vous dépassez en général la barre fatidique des plus 10 kilos par rapport à votre poids de jeune fille, et c'est sans doute là le seuil au-delà duquel vous n'êtes pas disposée à vous laisser entraîner sans réagir.

Notre métabolisme de base (notre "chaudière de vie") est de moins en moins gourmand pour assurer notre train de vie cellulaire quotidien : d'année en année – que l'on soit femme ou homme – il demande de moins en moins de calories pour assurer nos dépenses d'énergie. Comme, par ailleurs, nous absorbons – en général – toujours les mêmes quantités caloriques (ce que vous exprimez par : "Pourtant, docteur, je n'ai pas augmenté mes rations") le surplus de calories est tout naturellement stocké dans son tissu naturel de réserve, la graisse. Et c'est ainsi que les hommes, eux aussi, commencent à grossir après 40 ans et que, pour certains, la bedaine apparaît.

▮ Tous autant que nous sommes nous dépensons moins d'énergie au fur et à mesure que les années passent. Nous courons moins, nous empruntons plus souvent les ascenseurs et autres escalators, nous faisons moins de sport...

▮ La vie sociale et conviviale étant en général plus riche après 40 ans, les bons repas, les dîners gastronomiques dans les grands restaurants, les petits plats mitonnés à la maison sont, en principe, plus fréquents qu'à 17-18 ans.

▮ Les multiples symptômes désagréables de la ménopause (bouffées de chaleur, insomnie, fatigue...) finissent par entamer le moral des plus optimistes : l'alimentation – et en particulier la plus calorique – est de nature à représenter un mode de consolation à très court terme. Fringale, envie de sucré, perte totale de courage pour adopter une bonne hygiène alimentaire sont fréquemment retrouvées au, moment de la ménopause.

▮ Le manque d'estrogènes est à l'origine de la localisation masculine (dans le haut du corps) des graisses. Certes, la localisation féminine sur vos fesses et vos cuisses ne vous réjouit guère plus mais sachez qu'elle est d'une innocuité totale vis-à-vis du risque cardiovasculaire (infarctus du myocarde par exemple) au contraire de la localisation des graisses dans le haut de votre corps, comme chez les hommes.

▮ La thyroïde peut devenir paresseuse. Ce qu'un dosage sanguin de la TSH ultrasensible peut révéler. L'insuffisance thyroïdienne vous fait fabriquer de la graisse en trop, de la rétention d'eau et augmente votre cholestérol sanguin.

▮ 50 ans, c'est aussi souvent le moment d'une "crise de vie" (problèmes avec le conjoint, les enfants, les parents, le travail...) durant laquelle le poids peut plus facilement s'afficher à la hausse.

Les traitements

Le premier élément de la recette consiste à vous rééquilibrer sur le plan hormonal : un THS particulièrement bien dosé, le contrôle de votre thyroïde (qui, nous l'avons vu, peut en fabriquant moins d'hormones thyroïdiennes être l'une des causes de la prise de poids). Dès lors que l'équilibre hormonal est à nouveau récupéré, que tous les symptômes de la ménopause sont réduits à zéro, vous voilà à nouveau prête, sur le plan métabolique et sur le plan moral, à passer aux deux éléments suivants de la recette "contrôle du poids à la ménopause".

Le deuxième élément de la recette consiste ensuite à diminuer sa ration alimentaire. Mais attention, ne vous lancez pas dans ces régimes "fous" qui vous promettent la perte rapide de kilos en l'espace de quelques jours, de quelques semaines. Non, il s'agit ici d'adopter une nouvelle hygiène alimentaire dont tout l'art est de conserver le plaisir de se mettre à table, de calmer votre faim, tout en réduisant les rations caloriques spontanées que vous aviez l'habitude d'absorber. L'aide d'un bon nutritionniste, d'une diététicienne est nécessaire pour vous guider, et ce d'autant que vous protestez souvent en disant : "Je ne vois pas ce que je pourrais manger en moins, je mange très peu." Ce qui est vrai. Il ne s'agit pas ici de manger moins en quantité, mais moins en calories, et c'est là où vous avez besoin d'aide.

Le troisième élément ne doit pas être négligé car il permet d'adoucir considérablement les efforts alimentaires qui vous sont demandés. C'est la dépense physique d'énergie. Vous devez donc, selon votre goût, commencer ou recommencer une activité physique régulière (pas moins de trois fois par semaine et si possible quotidiennement). Choisissez entre la marche rapide, la natation, le vélo d'appartement ou de loisir...

Il s'agit là de perdre quelque 100 à 200 calories supplémentaires par jour. Enfin, vous devez "remuscler" votre corps, et ce dans les endroits stratégiques tels que les cuisses, l'entrejambe, les fesses, le dos, les abdominaux, les pectoraux, l'arrière des bras (les triceps)... Ceci est assuré soit dans les salles spécialisées, soit à domicile à l'aide d'une cassette vidéo parmi les nombreuses de qualité à votre disposition.

EN BREF

ce qu'il faut retenir

La prise de poids à la ménopause n'est pas un phénomène irréversible et il convient d'utiliser les trois stratégies citées plus haut : *traitement hormonal substitutif "sur mesure", diminution de l'énergie absorbée, augmentation de l'énergie dépensée.*

NB : toutes les études à notre disposition montrent que les femmes traitées par THS ont un poids plus faible que celles n'ayant pas de THS. Qui plus est, le THS permet à la graisse de conserver ses lieux de prédilection féminine (le bas du corps) et lui interdit de se localiser dans les parties hautes du corps où, nous l'avons vu, outre son inesthétisme, elle représente un danger cardiovasculaire non négligeable (voire de cancers du sein et de l'utérus selon certaines études scientifiques).

Les trous de mémoire

Les faits

Vous êtes parfois très gênée par ces oublis, impossibilité de vous souvenir d'un nom propre ou d'un fait récent, de l'endroit où vous avez posé un objet...Vous faites remarquer que vous ne connaissiez pas ce genre de problème avant la ménopause. Cela vous inquiète d'autant plus que vous voilà de plus en plus informée des symptômes de la maladie d'Alzheimer dont, vous semble-t-il, l'un des principaux symptômes est la perte de mémoire.

Dans le même ordre d'idée, il arrive que vous vous plaigniez de difficultés de concentration, de perte de logique et d'efficacité dans le quotidien de votre travail : "Je me bloque sur des choses insignifiantes...", "je mets un temps fou à comprendre un mode d'emploi...", "j'ai besoin de faire de gros efforts pour assumer le moindre travail intellectuel...", etc.

Les causes

Vous savons maintenant qu'un certain nombre de femmes sont fragilisées dans leurs fonctions cérébrales, et en particulier leur mémoire à court terme, en l'absence d'estrogènes. Il existe dans le cerveau une région que l'on appelle hippocampe – l'un des principaux régulateurs de notre mémoire à court terme – dont les structures ne peuvent fonctionner correctement sans hormones estrogènes.

De nombreuses expériences de laboratoires ont montré comment l'on pouvait accélérer ou, au contraire, freiner les performances de cette structure cérébrale avec différentes concentrations d'estrogènes.

La fatigue, la déprime, le manque de sommeil, l'angoisse provoquée par le grand charivari des symptômes de la ménopause sont parfaitement capables de vous "chambouler" à un point tel que vous soyez perturbée jusqu'à en perdre la mémoire et vos capacités intellectuelles de base. Dans ce dernier cas, l'angoisse de ne pas fonctionner correctement ajoute encore à l'angoisse de départ et forme alors un cercle vicieux.

Les traitements

Le THS à bonne dose estrogénique rétablit très rapidement mémoire, logique et sérénité.

Nous croyons peu aux vertus des autres médications habituellement proposées, telles que vitamines, oligo-éléments et autres "psycho-stimulants".

EN BREF

ce qu'il faut retenir

Ces petits troubles de votre fonctionnement cérébral qui vous inquiètent tant n'ont, en général, rien à voir avec le début d'une maladie d'Alzheimer. Ils sont au contraire réversibles dès lors que vous adoptez un THS.

Les fourmillements

Les faits

Au moment de la ménopause vous éprouvez parfois une impression de "doigts morts", d'extrémités engourdies, des sensations particulièrement désagréables, souvent nocturnes.
Plutôt que d'un symptôme de ménopause, il faut savoir que nous assistons là seulement à une recrudescence de cette symptomatologie : 40 à 50 % s'en plaignent, contre 34 % seulement avant le début de toute périménopause. (1)

Les causes

L'arthrose peut être responsable : les racines nerveuses qui s'échappent des vertèbres arthrosiques peuvent être plus ou moins "chahutées", inflammatoires et être à l'origine de ce symptôme. Nous avons vu comment le manque d'estrogènes pouvait accentuer ces manifestations de l'arthrose *(cf. le symptôme douleurs articulaires et musculaires).*

Les nerfs sont eux-mêmes irrigués par de microscopiques vaisseaux sanguins. L'apport d'estrogènes a un effet univoque sur les vaisseaux sanguins : il en diminue le calibre et donc le débit sanguin. Les nerfs étant moins bien vascularisés, ils pourraient créer ces sensations de fourmillements et d'ankylose nocturnes.

(1) *Enquête sur la ménopause des Françaises* par le Dr David Elia, Edition°1

Les traitements

Le THS, dans la mesure où il élimine de nombreuses douleurs articulaires et musculaires apparues au moment de la ménopause, a, en général, un excellent effet sur ce symptôme.

Lutter contre l'arthrose c'est avoir une activité physique régulière, pratiquer la musculation du dos, lutter contre le surpoids.

La prescription de médicaments améliorant "la circulation veineuse" (il y en a de multiples sur le marché) peut, chez celles où l'élément vasculaire est important, procurer un soulagement certain, même s'il est éphémère (il ne dure que le moment de l'absorption des médicaments).

EN BREF

ce qu'il faut retenir

Il s'agit là d'un symptôme que vous jugez moins gênant en comparaison des autres.
S'il est apparu avec la ménopause, il est rare qu'il ne disparaisse pas avec l'adoption d'un THS.

Les vertiges

Les faits

C'est plutôt en périménopause que vous vous en plaignez (42 % contre 32 % en période de ménopause). (1)

Les causes

Ils n'ont peut-être rien à voir avec la ménopause : un examen ORL peut apporter un diagnostic (l'oreille interne, l'organe clé de notre équilibre, peut être en cause.) Il convient donc d'aller s'assurer chez le spécialiste que le le problème n'est pas là.

La colonne vertébrale, et en particulier cervicale, est souvent génératrice de vertiges dans la mesure où l'arthrose y est présente. L'absence d'estrogènes se manifeste souvent par une exacerbation de cette arthrose.

L'angoisse, la déprime, la fatigue – tout symptôme banal dans le contexte de la ménopause – peuvent se traduire par des vertiges.

Certaines modifications de la circulation sanguine du cerveau (le manque d'estrogènes diminue le débit sanguin des artères) peuvent aussi être à l'origine de ces vertiges.

(1) *Enquête sur la ménopause des Françaises* par le Dr David Elia, Edition°1

Les traitements

Ici aussi le THS peut faire merveille en luttant contre les manifestations de l'arthrose, en augmentant le débit sanguin des vaisseaux, en s'opposant à l'angoisse et à la déprime.

L'activité physique, la bonne hygiène de vie, sont des techniques d'appoint particulièrement bienvenues.

Parfois, et en attendant l'effet du THS ou en complément de celui-ci, la prescription éphémère de médicaments anxiolytiques peut s'avérer bénéfique quand on a de bonnes raisons de penser que ces vertiges sont l'expression d'une angoisse.

Les palpitations

Les faits

Vous êtes en train de dormir, ou de vaquer à vos occupations de tous les jours, lorsque vous sentez brusquement que votre cœur "s'affole", qu'il saute, qu'il "bat la chamade", que son rythme est complètement irrégulier, comme fou.

Une sensation de grand vide envahit votre poitrine pendant la durée de ce phénomène, tandis qu'il vous semble que votre cerveau fonctionne moins bien.

Cela dure de quelques secondes à plusieurs minutes et c'est particulièrement angoissant.

Ces manifestations du rythme cardiaque précèdent ou accompagnent souvent les bouffées de chaleur.

Vous êtes 41 % à vous plaindre de palpitations et d'extrasystoles lors de la ménopause contre 29 % en dehors de toute périménopause ou ménopause. (1)

Les causes

Le rythme cardiaque perd son contrôle pendant un bref moment et, soit s'accélère tout en restant régulier, soit déclenche ce que l'on appelle des extrasystoles, c'est-à-dire des "ratés" successifs de la pompe cardiaque.

Le cardiologue consulté ne semble pas inquiet et rattache ce phénomène à un "état de nervosité avancé".

(1) *Enquête sur la ménopause des Françaises* par le Dr David Elia, Edition°1

Les traitements

- Le THS, parce qu'il est de nature à faire disparaître les bouffées de chaleur (qui s'accompagnent souvent de palpitations), parce qu'il vous permet de mieux dormir, de recouvrer votre tonus et votre état nerveux normal, est le traitement de choix de ce symptôme.

- Anxiolytiques, somnifères, "calmants cardiaques" peuvent être utiles, mais il ne s'agit là que de traitements symptomatiques qui n'ont pas l'ambition de régler définitivement le problème.

- Le sport, la relaxation, le yoga... sont des méthodes d'appoint très appréciables et que l'on aurait tort de négliger.

Les symptômes de votre peau et de vos cheveux

Les faits

- Vous avez la sensation d'avoir une peau "de serpent", des "écailles", vous vous plaignez également que votre peau "tire", qu'elle est "constamment irritée".

- Votre teint est aussi plus blafard, vous avez perdu pour beaucoup quelque luminosité dans les traits de votre visage.

- Pour certaines même, une accentuation du duvet de votre visage et de votre pilosité en général peut être notée.

- Vous constatez parfois l'apparition ou la réapparition d'une acné juvénile.

- Les ongles peuvent devenir plus fragiles, cassants.

- Certaines remarquent une chute de cheveux au niveau des tempes (comme chez les hommes).

- Il faut cependant noter que nombre de femmes de 50 ans n'observent pas de modification particulière de leur peau, de leurs cheveux, de leur pilosité ou de leurs ongles : il y a des différences individuelles qui tiennent à la génétique, à l'hygiène de vie pas de tabagisme, protection solaire...).

Les causes

Tous ces éléments cutanés et pilaires constituent en fait de fantastiques et complexes récepteurs hormonaux : ceux de la peau sont extrêmement actifs. Ils sont inégalement répartis mais c'est au niveau du visage qu'ils sont les plus nombreux. Ce sont des récepteurs à hormones estrogènes mais aussi à hormones mâles. Lorsque votre sang contient un équilibre correct d'estrogènes et de progestérone, votre peau est dite "féminine" : elle est douce, de pilosité peu développée, souple, lisse et veloutée. Lorsqu'il y a trop d'hormones mâles dans votre peau (en particulier lorsque la ménopause est installée et que vous n'avez pas adopté un THS car les hormones estrogènes s'opposent à l'action normale des hormones mâles chez les femmes), celle-ci a tendance à se masculiniser : elle est plus grasse, moins douce, la pilosité plus importante...

Les causes du vieillissement cutané ne sont certes pas exclusivement d'origine hormonale : l'abus de tabac, de soleil, d'alcool... sont autant de toxiques qui peuvent rapidement ruiner votre "capital peau".

Vous disposez aussi de ce que l'on appelle un "capital génétique" qui fait que, dans votre famille, soit la peau vieillit très rapidement (parfois même avant la ménopause) soit, au contraire, elle reste jeune très longtemps, même après la ménopause (et même parfois si aucun THS n'est adopté).

La carence hormonale en progestérone, mais surtout en estrogènes, a en général des conséquences univoques sur votre peau, votre pilosité et vos cheveux : les hormones mâles continuent d'être sécrétées par les ovaires (même après la ménopause) et surtout par les glandes surrénales (ces sortes de "virgules" qui coiffent la partie supérieure de nos reins). Habituellement, avant la ménopause, ces hormones mâles sont "verrouillées" par vos hormones féminines – estrogènes en tête. Dès lors que la ménopause est réalisée, les hormones mâles (qui ne sont pas en augmentation notoire après la ménopause) ont toute liberté d'agir et de provoquer les symptômes de "trop d'hormones mâles" bien connus que sont : augmentation de la pilosité et du duvet du visage, éventuellement apparition ou réapparition d'une acné juvénile, séborrhée, perte de cheveux. Bien entendu, ces signes ne sont pas obligatoires et, là aussi, votre constitution génétique fera qu'ils apparaîtront ou non.

▮ Les estrogènes sont des hormones fondamentales pour votre peau : elles lui assurent son teint et son éclat (car elles favorisent une bonne circulation sanguine en dilatant les vaisseaux sanguins), son élasticité et son hydratation (les estrogènes sont les garants de la bonne teneur en fibres élastiques et en collagènes du derme), le maintien d'une certaine épaisseur s'opposant à son atrophie.

▮ Si les ongles sont souvent de moins bonne qualité, que leur pousse est plus lente et qu'ils deviennent volontiers plus cassants, friables et sensibles aux mycoses, c'est, là aussi, bien que ce sujet soit peu documenté sur le plan scientifique, en raison de la carence en hormones estrogènes. Par contre, les taches pigmentées marron que l'on voit apparaître ici ou là, surtout sur les mains mais parfois aussi sur le visage ou sur les régions habituellement exposées au soleil (que l'on appelle tristement "fleurs de cimetière"), n'ont rien à voir avec une quelconque carence d'hormones estrogènes ou de progestérone. Ces dépôts de mélanine (le pigment qui assure sa coloration particulière à chacune de nos peaux) sont plutôt l'effet de l'âge (et aussi de l'éventuel abus de soleil que l'on a fait dans sa vie).

▮ Les cheveux peuvent tomber – et parfois de manière inquiétante – à la façon des hommes : on se dégarnit de chaque côté du front. Il s'agit là d'un symptôme bien connu de "trop d'hormones mâles". Par contre le blanchiement des cheveux est déterminé de façon génétique et est totalement indifférent à votre situation hormonale.

Les traitements

Les trois principales armes dont vous disposez sont : *l'arrêt du tabac, les protections solaires de bonne qualité et enfin l'adoption d'un THS.*

Les hormones estrogènes du traitement, en remplaçant vos propres hormones, redonnent, en l'espace de quelques semaines, souplesse, velouté, bon teint, épaisseur à votre peau, en même temps qu'elles la protègent d'une offensive marquée de vos hormones mâles en barrant la route aux éventuelles augmentations de votre pilosité, de l'apparition d'une acné, d'une séborrhée, voire d'une chute de cheveux.

L'application régulière de produits tels que les acides de fruits, les rétinols, le sulfate d'ammonium, sont d'une aide non négligeable.

L'utilisation de crèmes à base de vitamine A acide (sous contrôle médical), telles que Rétin® A ou Retitop®, représente une sorte de petite révolution. Ces crèmes sont prescrites sur ordonnance et doivent être appliquées sur la peau du cou et du visage une à trois fois par semaine (en dehors de toute exposition solaire). L'acide rétinoïque agit véritablement comme un "produit régénérateur de jeunesse" de votre peau en la forçant à se renouveler peu à peu.

L'emploi d'un lait cosmétique particulièrement hydratant pour le corps est souvent d'une aide précieuse (Effadiane®, lait corporel).

Enfin, l'usage de "bons" produits cosmétiques est essentiel. En ce domaine, comme en bien d'autres, il y a les "bons" et les "mauvais" : avec les conseils de votre médecin (dermatologue ou gynécologue), de votre esthéticienne, vous saurez adopter les bons produits, les soins de peau adaptés à votre individualité. Une aide non négligeable dans votre stratégie "antivieillissement cutané" : crèmes hydratantes, produits "nourrissants" ou de "régénération tissulaire", pains de toilette, laits... autant d'outils que vous devez savoir choisir et utiliser à bon escient.

Les injections de collagène peuvent (effectuées par le dermatologue) vous redonner meilleure mine de façon rapide : on comble, en général, les rides d'expression (celles qui vont des ailes du nez jusqu'au menton). C'est peu douloureux, très efficace, mais cela coûte relativement cher (il faut compter plus de 1 000 francs pour une ampoule de produit, plus les honoraires du médecin) et l'effet obtenu est temporaire (pas plus de 12 à 16 mois). Quelques rares cas d'allergie auront été dépistés par un test préalable à toute injection du produit.

Le *"filling"* est une technique moins employée qui consiste, tout comme le collagène, à "remplir" les rides. Mais cette fois-ci, au lieu de les remplir avec du collagène, on le fait avec un peu de votre graisse prélevée en général sur vos cuisses ou vos fesses. L'action n'est guère plus durable que celle du collagène. Aucun risque d'allergie. On travaille toujours à la possibilité futuriste de combler les rides avec des cellules souches de graisse qui s'autorenouvelleraient !

Les techniques de *peeling* et de dermabrasion sont, elles aussi, capables de redonner un "coup d'éclat", "coup de jeune" à votre peau. Elles éliminent la couche superficielle de la peau en l'obligeant ainsi à se régénérer. Elles permettent d'obtenir un effet "lifting" sans lifting dans la mesure où la peau n'avait pas besoin d'être retendue.

▮ La chirurgie esthétique, elle – *lifting* en tête – se propose en général d'enlever la "peau en trop", et donc d'effacer rides et ridules. Il faut avoir affaire à un praticien compétent et – ces interventions n'étant pas remboursées par la Sécurité sociale – qui applique des tarifs raisonnables.

EN BREF

ce qu'il faut retenir

L'arrêt du tabac et la protection solaire intensive restent des mesures d'urgence.
Adopter un THS convenablement dosé est de nature à préserver votre peau dans l'état où elle était avant la ménopause.
L'utilisation régulière de crèmes médicales, de cosmétiques adaptés, est un excellent appoint.

II

Les traitements hormonaux substitutifs (THS) de la ménopause

On pourrait se poser la question : pourquoi traiter un événement naturel ?

En effet quoi de plus naturel – pour les femmes – que de voir leurs fonctions ovariennes s'arrêter autour de la cinquantaine ? Oui, mais il se trouve que cet arrêt de production hormonale a souvent des conséquences négatives sur votre santé. Jugez plutôt de la dégradation de votre qualité de vie quotidienne lorsque vous êtes assaillie par de multiples symptômes. N'oublions pas non plus celle, assez constante, de votre vie sexuelle, de votre capacité de concentration et de logique. A long terme, rendons-nous compte que les femmes privées de leurs hormones sont des victimes toutes trouvées pour des maladies graves telles que l'ostéoporose ou encore les accidents cardiovasculaires. Enfin il n'est pas impossible, nous le verrons au chapitre consacré à la maladie d'Alzheimer, que cette privation hormonale ait une influence très importante sur le développement de cette maladie.

C'est la raison pour laquelle nous parlons ici de ***traitements*** : la ménopause est, à mon sens, ce que l'on pourrait appeler une "maladie naturelle", une étape certes "normale" de la vie des femmes, mais qui risque de leur être particulièrement préjudiciable.

Ceci étant dit, vous le savez, il ne faut jamais généraliser et il est un certain nombre de femmes – vous en rencontrez, et moi aussi, tous les jours – qui, ménopausées et sans traitement se portent merveilleusement. Elles sont, comme on dit, l'exception qui confirme la règle.

Ces femmes-là, après que l'on ait constaté l'absence totale de symptômes, un capital osseux au-delà de toutes les espérances, que l'on ait fait le point sur leurs risques cardiovasculaires et constaté qu'elles n'en avaient aucun, pourront se passer de traitement de façon toute rationnelle : elles représentent environ 10 %.

Pour toutes les autres, il convient, et dans des buts finalement relativement variés, d'envisager la mise en route d'un traitement.

Il y a les ***traitements hormonaux substitutifs (THS), les autres traitements et les traitements non hormonaux.***

On les réunit sous le sigle THS (traitement hormonal substitutif). Et comme leur nom l'indique, il s'agit pour le médecin de réellement se ***"substituer"*** aux ovaires de la femme ménopausée qui vient le consulter : il doit lui donner, sous forme de médicaments, les hormones que ses ovaires ont fabriqué depuis le début de sa puberté jusqu'à sa ménopause.

▪ Le THS consiste pour le médecin à prescrire des hormones ***estrogènes*** et de la progestérone (ou des hormones progestatives = proches de la progestérone). En fait, il faut bien comprendre que tous les avantages de ce traitement reposent sur les ***seules hormones estrogènes***. Ce sont elles qui, à dose utile, font disparaître les symptômes, protègent contre l'ostéoporose, diminuent les risques cardiovasculaires, protègent peut-être (nous le saurons bientôt) contre la maladie d'Alzheimer. Pas assez dosées, elles ne vous permettront pas de jouir de tous ces bénéfices ; trop dosées, elles entraîneront les effets secondaires que vous craignez par-dessus tout (prise de poids, douleurs des seins, saignements importants...) Le rôle de l'hormone progestérone (ou des progestatifs) est simple et unique : il consiste ***à protéger l'utérus de l'augmentation du risque de cancer.*** Nous savons en effet que la prescription d'estrogènes seuls augmente ce risque spontané. Dès lors que les hormones estrogènes sont accompagnées de la progestérone ou des progestatifs, ce sur-risque est totalement effacé. Cela explique que l'on ne prescrive pas de progestérone ou de progestatifs aux femmes ayant subi une ablation de l'utérus (hystérectomie) : il n'y a plus lieu alors de protéger d'un sur-risque éventuel un organe qui... n'existe plus.

▪ La posologie et la qualité des produits utilisés sont fondamentales pour réussir un THS : trop dosé en estrogènes, vous connaîtrez alors les signes de " trop d'estrogènes", pas assez dosé, vous continuerez de subir, à un degré ou à un autre, les symptômes de la ménopause.

Les signes de "trop d'estrogènes" sous THS sont : gonflements, congestion générale du corps, douleurs des seins surtout, troubles de l'humeur, hémorragies menstruelles éventuelles, accentuation d'une mauvaise circulation veineuse des jambes et enfin, prise de poids. Les symptômes de "pas assez d'estrogènes" sous THS sont, d'une manière générale, la persistance plus ou moins intense d'un ou de plusieurs des symptômes de la ménopause.

Un point important à comprendre : l'effet des estrogènes n'est pas *instantané*, il faut en général attendre une huitaine de jours pour en ressentir les bénéfices. Ceci explique qu'une dose d'estrogènes donnée ne pourra être jugée "parfaite", "trop" ou "insuffisante" qu'après ces quelques jours de délai. Dans le même ordre d'idée, lorsqu'on a adopté une posologie d'estrogènes qui se révèle trop dosée et qu'on la diminue il faut attendre aussi une huitaine de jours pour voir peu à peu disparaître les symptômes de l'overdose estrogénique.

Le THS de la ménopause ne doit être envisagé que lorsque la ménopause est certaine : instaurer un THS de la ménopause en période de périménopause expose à des épisodes de surdosage particulièrement désagréables dans les moments où les ovaires se remettent à fonctionner. Ceci entraîne nombre de conflits entre les femmes et leurs médecins, entre les femmes et leurs traitements qu'elles finissent souvent par arrêter, et parfois de façon définitive, à leur plus grand détriment.

La durée de prescription des estrogènes, de la progestérone ou des progestatifs est variable selon la fréquence choisie par votre médecin. Aujourd'hui, pour les estrogènes, c'est en général du 1er au 25e jour du mois. Cela vous évite ainsi nombre de calculs fastidieux avec mise à jour permanente de calendriers sophistiqués. La prescription de la progestérone ou des progestatifs n'est pas inférieure dans ce schéma à douze jours et s'étale, elle, du 14e au 25e jour du mois inclus. Je résume, estrogènes : du 1er au 25e jour du mois ; progestatifs ou progestérone : du 14e au 25e jour du mois. C'est ce que l'on appelle un traitement séquentiel, discontinu : il y a une séquence d'estrogènes seules avec une séquence d'estrogènes plus progestérone ou progestatifs et il faut compter avec un arrêt de 5 à 6 jours selon que le mois a 30 ou 31 jours. Remarquons ici que l'arrêt est inférieur à une semaine : au-delà, il y a de fortes chances que les symptômes de la ménopause réapparaissent.

- Les "règles" (qui ne sont en fait que la desquamation de la muqueuse utérine préparée par cette séquence estro-progestative) surviennent pendant les jours d'arrêt. Elles ne sont pas obligatoires : certaines femmes ne les verront plus jamais revenir, d'autres de temps à autre. Leur non-apparition doit cependant faire poser la question : "les estrogènes sont-ils prescrits à doses suffisantes ?" Si la réponse à cette question est positive il n'y a plus lieu alors de se préoccuper de cette absence de règles.

- Mais il existe bien d'autres schémas de prescription du THS : il y a ce que l'on appelle les schémas ***combinés*** et ***continus.*** Les estrogènes et la progestérone ou les progestatifs sont prescrits ensemble, tous les jours, sans arrêt. Ce schéma entraîne en général, pour le plus grand plaisir des femmes qui l'avaient souhaité, une absence de règles. Mais celle-ci n'est pas obligatoire : 20 % des femmes continueront à saigner malgré cette séquence. Ce schéma parvient d'autant plus à faire disparaître les règles que l'on a dépassé depuis de longues années le moment de la ménopause. Une variante consiste à prescrire un schéma ***combiné*** mais ***discontinu*** : estrogènes et progestérone ou progestatifs sont prescrits ensemble, en général du 1er au 25e jour du mois. L'absence de règles dans les jours d'arrêt est en général acquise, mais pas toujours : certaines femmes continueront, malgré ce schéma, d'avoir encore des saignements dans les jours d'arrêt. Il faut remarquer que la dose de progestérone ou de progestatifs utilisée dans ces schémas (qu'ils soient continus ou discontinus) est diminuée de 50 % par rapport à celles utilisées dans le schéma dit "séquentiel" de telle manière que, quelle que soit la formule choisie, la quantité globale d'hormones progestatives ou de progestérone consommées pendant un mois soit équivalente à celle prises lors du schéma séquentiel.

- Il importe de savoir que le fait de provoquer ou non les règles avec un THS ne présente ni avantage ni inconvénient d'un point de vue médical : l'absence de règles par exemple ne vous entraînera évidemment pas vers une prise de poids, un gonflement ou une moins bonne efficacité du traitement en terme de lutte contre le vieillissement : les traitements séquentiels avec règles ne sont pas plus efficaces que les traitements sans règles. Il s'agit donc d'un choix personnel que vous devez être amenée à faire lors de l'établissement de l'ordonnance du THS. Dans la mesure où une majorité de femmes ne souhaitent plus retrouver ses règles après la ménopause il est parfaitement légitime de lui proposer un traitement combiné continu ou discontinu. C'est devant l'échec de ce traitement (les règles s'obstinent à revenir chaque mois ou se transforment en petits saignements anarchiques, imprévisibles, particulièrement inconfortables) que l'on décidera – tout du moins pour quelque temps – de prescrire un traitement séquentiel avec règles.

- Enfin, d'autres séquences tels estrogènes ou progestérone ou progestatifs ensemble, combinés pendant 21 jours avec arrêt de 7 jours (pas de règles comme pour tous les traitements combinés) ou 21 jours d'estrogènes plus 10 jours de progestérone ou de progestatifs séparés par 7 jours d'arrêt (il faut s'attendre à ce que les règles surviennent pendant les 7 jours d'arrêt puisqu'il s'agit d'un traitement séquentiel). Ou encore, plus rarement, toutes sortes de combinaisons telles que estrogènes plus progestérone ou progestatifs du lundi au vendredi inclus, avec arrêt les samedis et dimanches (pas de règles avec ce traitement combiné), etc. Comme nous le verrons, il existe aussi des produits " prêts à l'emploi ", intégrant l'association d'estrogènes ou de progestatifs et vous proposant alors des schémas tout faits, soit de 21 jours sur 28, soit "non-stop". Ici aussi, vous retrouverez le choix possible entre traitement combiné continu, combiné discontinu, séquentiel.

▮ Toutes ces possibilités de traitement à posologies et à schémas variables – qui plus est en utilisant des molécules dont le choix est particulièrement grand – expliquent qu'il y a certainement un traitement hormonal substitutif "sur mesure" qui vous attend : ***en matière de THS il n'y a pas de femmes qui ne supportent pas les hormones, il n'y a, à mon avis, que des THS inadaptés.*** Et il en va du THS comme du choix d'une robe : il y a des articles de confection qui vous iront à ravir mais il faudra assez souvent savoir faire appel au "sur mesure". Le THS qui vous convient est celui avec lequel vous vous sentez "comme un poisson dans l'eau". En jouant avec les séquences, les posologies, les molécules utilisées, votre médecin vous "concocte" votre ***THS sur mesure,*** "à la carte".

▮ Vous posez souvent la question "Si mes règles reviennent, suis-je encore féconde ?" La réponse est non. Le médecin vous prescrit un traitement hormonal substitutif mais il ne vous redonne pas la possibilité d'ovuler, c'est-à-dire de pondre un ovule mensuel. Le voudrait-il d'ailleurs, qu'il en serait parfaitement incapable. A ce sujet, vous devez être informée que les "grands-mères ménopausées enceintes" par la fécondation in vitro, le sont grâce à un don d'ovule fait par une autre femme. La contraception n'est donc plus utile : profitez-en !

Un cas particulier : le THS que l'on commence de longues années après la ménopause. Il s'agit en général de femmes alertées par une "mauvaise" densitométrie osseuse qui leur prédit une ostéoporose imminente. Ces femmes viennent alors au THS dans l'espoir (confirmé) d'arrêter là le processus de décalcification osseuse. Le traitement doit être mis en place de façon extrêmement parcimonieuse avec des doses d'estrogènes qui doivent être trois à cinq fois inférieures à celles que l'on aurait prescrites chez une femme autour de la cinquantaine. Et ce n'est que progressivement, en l'espace de plusieurs mois, que l'on finira par atteindre des posologies plus élevées mais qui, en général, resteront inférieures à celles utilisées chez les femmes moins âgées. A défaut, on s'expose à créer un certain nombre d'effets secondaires désagréables : douleurs des seins intenses, gonflements, réapparition de saignements qui inquiètent les femmes au plus haut point. On explique cette sensibilité aux hormones de ces femmes ayant dépassé la soixantaine en considérant que leurs récepteurs hormonaux – non stimulés pendant de très longues années – réagissent de façon extrême aux stimulations hormonales.

Les produits disponibles sur le marché français

Il s'agit le plus souvent de spécialités reproduisant exactement – à 100 % – l'un des estrogènes les plus importants fabriqués par les ovaires, le 17 bêta estradiol (que l'on appelle E2). En effet l'ethnyl-estradiol, lui aussi estrogène de synthèse, est une copie relativement grossière de cette molécule. Et si elle est universellement utilisée dans la composition des pilules contraceptives, elle n'est jamais opportune dans le contexte du THS. D'autres hormones estrogènes fabriquées par les ovaires sont disponibles, en particulier l'estriol (E3) mais elle est peu utilisée dans le contexte d'un THS car elle n'apporte aucune protection osseuse. Quant à l'estrone (E1), elle n'est pour l'instant pas disponible en tant que spécialité pharmaceutique, mais elle aurait un bel avenir.

▪ Nous sommes l'un des pays au monde les plus convaincus d'utiliser ces molécules naturelles. Au contraire, par exemple, du continent nord-américain qui, lui, a fait son choix sur des estrogènes extraits des urines de juments enceintes, les estrogènes conjugués équins.
Les estrogènes d'origine équine, le Prémarin® 0,625 ou 1,25 sont certainement les estrogènes "leaders mondiaux", "champions toutes catégories" des estrogènes prescrits dans le cadre d'un THS sur notre planète. Leur origine équine leur a valu l'appellation "d'estrogènes naturels". S'ils viennent effectivement de la nature, on ne peut cependant pas continuer de leur attribuer ce qualificatif. Pas plus que le 17 bêta estradiol qui – s'il est exactement la molécule humaine – n'en est pas moins entièrement fabriqué en laboratoire. Ce qualificatif de "naturel" est aujourd'hui si largement galvaudé que personne ne sait exactement ce qu'il recouvre. L'important pour un récepteur hormonal c'est de reconnaître avec beaucoup de précision l'hormone qui le "pénètre". Il joue le rôle de la serrure alors que l'hormone administrée est, dans cette image, la clé.

▪ Nous vivons aujourd'hui en France sur un paradoxe : nous sommes définitivement acquis au 17 bêta estradiol – estrogène de la femme – et boudons quelque peu les estrogènes américains alors que le dossier scientifique américain est largement fourni, que les preuves de l'efficacité, de l'innocuité, etc. y sont clairement identifiées, et que... notre dossier franco-européen reste encore très insuffisant. Qui plus est, nous avons une tendance, à mon avis très coupable, à attribuer, et de façon certaine, à *nos* estrogènes des effets bénéfiques qui n'ont en fait été prouvés que pour les estrogènes américains ! Ainsi va la vie ! Mais si les Américains ironisent souvent notre situation quelque peu inconfortable, s'ils nous disent que les convictions n'ont pas valeur de preuves en matière scientifique, il se trouve que nous continuons, nous, à penser (peut-être à tort!) que les récepteurs hormonaux des femmes s'y "retrouvent mieux" avec du 17 bêta estradiol qu'ils connaissent "par cœur" qu'avec d'autres estrogènes dont ils n'avaient pas forcément l'habitude jusqu'à la ménopause.

Les gels d'estrogènes

- Nous disposons de trois spécialités : Œstrogel®, Œstrodose®, Estréva®. Ils délivrent tous les trois du 17 bêta estradiol, l'un des estrogènes principaux de la femme.

- L'Œstrogel® est conditionné sous la forme d'un tube avec une mesure en plastique qu'il convient de remplir pour appliquer soit une dose (à barrette entièrement remplie), soit une demi-dose (à barrette demi-remplie), etc. Plus précis, Œstrodose® est un flacon doseur du même gel qui délivre une demi-dose de produit par pression. Ainsi deux pressions d'Œstrodose® = une dose d'Œstrogel®.

- L'Estréva® est un flacon doseur qui délivre lui aussi des doses de 17 bêta estradiol par pressions. Les équivalences sont ainsi : trois pressions d'Estréva® = deux pressions d'Œstrodose® = une dose d'Œstrogel®.

- Quel que soit le produit utilisé, il convient de l'appliquer au mieux sur les bras, non pas sur une petite surface mais sur une grande, de bas en haut par exemple, de telle manière que l'absorption cutanée du gel soit quasi instantanée. Il convient de ne pas s'exposer directement au soleil après application, dans la mesure où il pourrait y avoir une réaction de photosensibilisation aux différents excipients des gels.

▪ La peau absorbe le gel "comme un buvard" et le distribue très rapidement aux vaisseaux sanguins qui parcourent la sous-peau, et de là les estrogènes regagnent la circulation sanguine générale.

▪ Les gels de 17 bêta estradiol sont remboursés par la Sécurité sociale.

Les timbres ou les patchs

▪ Il s'agit de timbres cutanés de forme ronde, de quelques centimètres carrés de surface, suivant leur puissance, qu'on laisse en place – selon les spécialités – trois, quatre jours ou sept jours.

▪ Ils délivrent du 17 bêta estradiol à travers la peau, et ce de façon à peu près régulière, 24 heures sur 24.

▪ Selon les peaux, votre mode de vie (si vous êtes constamment dans l'eau ce n'est probablement pas le meilleur mode de traitement pour vous), vos éventuelles allergies aux différentes colles utilisées pour chaque timbre, vous deviendrez une fan ou, au contraire, une opposée à ces systèmes que l'on appelle ***transcutanés*** (les gels, eux, sont appelés ***percutanés***).

▪ La pastille peut s'appliquer sur n'importe quelle partie du corps – en dehors des seins. En général, on choisit le haut de la fesse ou le dessus des poils pubiens, de telle manière qu'en slip ou en maillot de bain le patch ne soit pas visible.

▪ Les "opposantes" reprochent à ce système "d'afficher leur ménopause". Les "conquises" vantent l'aspect ultrapratique de cette administration hormonale puisqu'il faut tout simplement penser à changer son timbre entre une et deux fois par semaine.

Différents dosages sont proposés permettant à chaque femme désirant adopter ce mode de THS de trouver "chaussure à son pied". Le dosage "50" est ce que l'on appelle une posologie moyenne (qui correspond à une dose d'Œstrogel® ou deux pressions d'Œstrodose® ou trois pressions d'Estréva®). La première génération des timbres fut constituée par Estraderm® en trois posologies, 25, 50 et 100. Il s'agit d'un timbre de conception aujourd'hui relativement dépassée (un petit réservoir en augmente l'épaisseur et le rend donc plus épais que les autres). A suivi ensuite Systen® 50, translucide, fin, mais dont le désavantage est qu'il reste le seul timbre à ne pas être remboursé par la Sécurité sociale. Puis, sont apparus tout d'abord Œsclim®, en différents dosages, 25, 37,5, 50 et 75, de couleur rose, fin ; Menorest® 37,5, 50, 75 et 100, translucide et fin. Dermestril® 25, 50, 100, translucide et fin lui aussi. Toutes ces spécialités proposent des timbres qu'il faut changer deux fois par semaine. Plus récemment est arrivée la génération de timbres dont l'autonomie est d'une semaine : Climara® 50, Femsept® 50, 75 et 100.

A venir : une nouvelle forme d'administration du THS : la voie nasale

Cette spécialité qui porte le nom d'Aérodiol® délivre sous la forme d'un spray nasal des "pschitt" de 17 bêta estradiol. La muqueuse nasale absorbe parfaitement les hormones estrogènes et les libère ensuite dans la circulation sanguine générale. Pratiques, rapides d'administration (en tout lieu, à toute heure), discrètes, les posologies d'Aérodiol® sont faciles à appliquer et, selon les femmes, on prescrit une, deux, trois – voire plus – pulvérisations nasales du produit. Son efficacité est comparable à celle des autres spécialités. La date probable de commercialisation en France est 2000 ou 2001.

Les comprimés à “avaler ”

- Le 17 bêta estradiol est ici conditionné dans un comprimé qui, selon les spécialités, en propose 1 milligramme, 1,5 milligramme, 2 milligrammes.

- Jugés très pratiques par les femmes pour qui la mise en place de timbres ou de gels paraît trop compliquée ou contraignante.

- La voie orale est probablement la plus pratique, c’est pourquoi elle est la plus utilisée actuellement dans le monde.

- Les différentes posologies proposées permettent, ici aussi, de s’adapter à l’individualité de chacune.

- Vous évoquez souvent en consultation leur éventuelle toxicité hépatique : il n’en est rien. Songez que, pour votre foie, la molécule de 17 bêta estradiol est beaucoup plus familière et moins agressive que, par exemple, un antibiotique ou un antimigraineux.

- Les spécialités concernées sont : Provames® (1 et 2 mg), Estrofem® (1 et 2 mg), Oromone® (2 mg), Estréva® comprimés (1,5 mg).

- Tous les comprimés de 17 bêta estradiol sont remboursés par la Sécurité sociale.

- La posologie standard (qui correspond au timbre à 50 ou à une dose d’Œstrogel®) est de 2 mg par jour.

- Il existe aussi une variante représentée par la molécule Valérate de 17 bêta estradiol avec Progynova® (1 et 2 mg) non remboursé par la Sécurité sociale.

Enfin, il me faut reparler ici du Prémarin® (les estrogènes équins) : il s'agit là de l'estrogène le plus consommé dans le monde dans le contexte du THS. Il se présente sous deux posologies : 0,625 mg et 1,25 mg. Aux États-Unis, les femmes disposent d'une forme encore plus faible : 0,32 mg. C'est certainement l'estrogène le plus étudié à ce jour, et ce depuis plusieurs dizaines d'années. Toutes nos connaissances concernant les avantages, les inconvénients, les risques, les accidents relatifs à l'administration des estrogènes dans le cadre du THS proviennent des études et recherches menées sur ce produit par nos amis américains. Il faut aussi savoir que toutes les études qui à très grande échelle – les seules valables – permettent par exemple d'affirmer que les estrogènes protègent de l'ostéoporose ou qu'ils ne sont pas contre-indiqués en cas d'hypertension artérielle, etc. font, le plus souvent, référence au Prémarin®. La posologie standard (qui correspond par exemple à la posologie de 2 mg des comprimés de 17 bêta estradiol ou des timbres à 50) est 0,625 mg.
Et bien qu'il n'y ait pas beaucoup d'inconvénients connus à l'administration du Prémarin®, que son dossier scientifique soit en béton et qu'il soit certainement le plus complet parmi tous les estrogènes actuellement commercialisés sur notre planète, nous, les médecins français, lui restons relativement hostiles et ce, malgré un manque d'arguments sérieux pour expliquer ce comportement.
Prémarin® n'est pas remboursé par la Sécurité sociale.

La progestérone et les progestatifs

▪ La progestérone est une hormone fabriquée par l'ovaire dès lors que l'ovulation a eu lieu, vers le 14e jour d'un cycle de 28 jours et jusqu'au premier jour des règles suivantes. Depuis les années 50, la synthèse de l'exacte molécule de progestérone est possible en laboratoire et a fait disparaître les progestérones autrefois obtenues par extraction à partir d'ovaires humains.

▪ Les hormones progestatives sont des hormones de synthèse (elles aussi fabriquées en laboratoire), dont le profil chimique est très proche de celui de la progestérone.

▪ La progestérone dite "naturelle" (parce qu'elle reproduit exactement la molécule humaine) est commercialisée sous le nom d'Utrogestan®. Sa posologie standard est de 2 comprimés par jour, 12 jours pour 25 jours d'estrogènes, ou encore 1 comprimé par jour pendant 25 jours avec 25 jours d'estrogènes (ce dernier schéma est un schéma "sans règles").

▪ Un effet secondaire inconstant mais qui peut être tourné à son avantage : la progestérone a, entre autres propriétés, celle d'endormir un peu (il ne s'agit certes pas d'un somnifère !). C'est la raison pour laquelle, il est recommandé de prendre les comprimés au coucher. Les femmes qui ont des difficultés d'endormissement trouvent donc là parfois un avantage "en prime". Pour toutes celles qui ne peuvent absorber le comprimé par voie orale, pour une raison ou pour une autre, la mise en place vaginale, le soir au coucher, du ou des comprimés d'Utrogestan® est parfaitement réalisable. C'est même la seule spécialité à proposer cette "deuxième voie d'administration".

Nous disposons en France d'un très large éventail de molécules "progestatives". Disons tout de suite qu'il y a, en matière de THS, les "mauvais" et les "bons" progestatifs. Les premiers, constitués de molécules proches de l'hormone mâle qui, si elles sont efficaces à protéger d'un risque augmenté de cancer de l'utérus (rappelons qu'il s'agit là de la seule raison de l'administration de progestérone ou de progestatifs dans le cadre d'un THS), n'en ont pas moins des effets secondaires possibles particulièrement gênants, parmi lesquels la prise de poids, l'acné, la séborrhée... Tous effets négatifs qui font, qu'aujourd'hui, ils sont quasiment toujours bannis de l'ordonnance de THS. Plaignons nos amis américains qui ne disposent que de progestatifs de piètre qualité comme la Médroxyprogestérone (ou MPA) que nous qualifierons de "mauvais". Cocorico aussi pour notre spécialité Utrogestan® (la progestérone naturelle) qui a fait son entrée officielle sur le marché américain à l'été 1998. En France, nous prescrivons largement les progestatifs parmi ceux que j'appelle la "bande des sept" : les bons progestatifs disponibles dans notre pays. Ce sont, par ordre alphabétique : Colprone® (2 et 5), cette molécule très proche de la progestérone humaine est d'une excellente tolérance. Selon les schémas de THS choisis, Colprone® 5 est prescrit à la posologie de 1 ou 2 comprimés. Duphaston® 10, un excellent progestatif, sans effet secondaire notable. Sa posologie est de 1 à 1/2 comprimé par jour selon le schéma du THS choisi. Tout comme Colprone® 5 et les suivants, excellente tolérance métabolique, glucidolipidique. Lutényl®, aucun effet secondaire notable. Bonne tolérance métabolique. Selon les schémas de THS, entre 1 et 1/2 comprimé par jour. Lutéran® (5). Il s'agit là d'un excellent progestatif de synthèse. Très largement utilisé dans notre pays, il ne provoque aucun effet secondaire notable. Excellente tolérance métabolique. 1 ou 2 comprimés par jour selon les schémas. Lutionex®, aucun effet secondaire indésirable notable. Bonne tolérance sanguine. 1 à 2 comprimés par jour selon les schémas de THS choisis. Surgestone® (0,125, 0,250 et 0,500), très bien toléré du point de vue clinique et métabolique. La posologie habituelle est de 1 comprimé à 0,250 ou 0,500 selon les séquences choisies. Le Surgestone® clôt donc, avec l'Utrogestan® déjà cité plus haut, la liste de la "bande des sept".

- Tous ces progestatifs sont remboursés par la Sécurité sociale.

- Un progestatif un peu particulier : Androcur®. Il s'agit d'une molécule progestative (proche de la progestérone) dont la propriété principale est d'être "anti-hormones mâles". Ceci lui confère un intérêt tout particulier lorsque l'on veut lutter contre les effets cutanés de "trop d'hormones mâles" (pilosité, acné, séborrhée, chute de cheveux). Les comprimés français sont dosés à 50 mg. Ce qui est beaucoup trop pour la prescription féminine. En effet, la forme française est spécifiquement destinée aux hommes qui souffrent par exemple d'un cancer de la prostate. Les quantités d'Androcur® nécessaires pour lutter contre les hormones mâles masculines très puissantes sont évidemment très supérieures à celles nécessaires chez une femme. C'est la raison pour laquelle il convient le plus souvent de couper en deux, voire même en quatre, les comprimés d'Androcur® afin de n'administrer, par exemple, que 25 mg par jour ou 12 mg par jour. (Ces doses, je le répète, sont déjà considérables). Il existe par exemple en Belgique des comprimés d'Androcur® dosés 10 mg, ce qui est beaucoup plus pratique d'administration, mais beaucoup plus compliqué d'approvisionnement. La molécule d'Androcur® (acétate de cyprotérone) est d'ailleurs retrouvée (à la dose d'1 mg par jour) dans l'une des " formules prêtes à consommer ", Climène®.

Les traitements " prêts à l'emploi "

- Ce sont des formules toutes prêtes qui font "tout en un" : au fur et à mesure de la séquence des comprimés de la plaquette de la spécialité prescrite, vous retrouvez soit estrogènes seuls, soit estrogènes plus progestatifs, et ceci dans un ordre et une progression pré-déterminés. C'est le THS "en confection" qui se différencie du THS "à la carte" tel que décrit plus haut. Il en va donc de ces traitements comme de la "confection" : si cela vous "va du premier coup" c'est bien plus pratique que de s'astreindre à un traitement sur mesure, mais si cela ne vous convient pas, il faut savoir alors s'adresser au traitement plus personnalisé. Car tous les traitements (que nous appelons estroprogestatifs combinés) proposent – actuellement – la même posologie d'estrogènes : 2 mg par jour. Si cette dose est trop forte pour vous (douleurs des seins, gonflements... par exemple), ce n'est pas la peine d'insister, vous ne trouverez pas là votre bonheur. Mais Climaston® par exemple sera bientôt disponible avec 1/2 dose d'estrogènes (1 mg de 17 bêta estradiol).

- Nous disposons aujourd'hui de cinq spécialités de ce type. Par ordre alphabétique :

- Climaston®, ce sont 2 mg de 17 bêta estradiol tous les jours, en "non-stop", dont les 14 comprimés sont une combinaison de 17 bêta estradiol et de Duphaston® 10. Cette association est intéressante dans la mesure où le non-stop de 17 bêta estradiol permet d'éviter chez les femmes qui y sont sujettes le retour des bouffées de chaleur, de l'insomnie, d'éventuelles migraines dans les jours d'arrêt des estrogènes. Climaston® est un traitement avec règles qui surviennent en fin de plaquette, en général un à trois jours avant la fin.

- Climène®, il s'agit ici de 21 comprimés de 2 mg de valérate d'estradiol dont les dix derniers comprimés sont associés à 1 mg d'Androcur®. Il faut respecter sept jours d'arrêt entre chaque plaquette. Les règles reviennent en général pendant cette période sans comprimés. La faible posologie d'Androcur® ne doit pas laisser espérer une amélioration sur d'éventuels symptômes cutanés de "trop d'hormones mâles". Dans cette éventualité, il convient alors d'associer à Climène® de petites doses d'Androcur® dont on aura fractionné de façon importante le comprimé.

- Divina®, association de 21 comprimés de 2 mg de valérate d'estradiol dont les 10 derniers comprimés sont associés au progestatif le plus souvent employé par les Américains (MPA ou Médroxyprogestérone) dont nous avons dit que nous n'étions pas de fervents partisans en France. Sept jours d'arrêt séparent les séquences de 21 comprimés. Les règles surviennent dans cet intervalle.

- Kliogest®, il s'agit d'une association de 28 comprimés dosés à 2 mg de 17 bêta estradiol combinés à un progestatif qui ne figure pas parmi la "bande des sept", la noréthistérone. Tout comme avec Climaston® il n'y a pas d'arrêt, il faut absorber 1 comprimé par jour non-stop. Mais ici, du fait de l'association constante de l'estrogène au progestatif, il n'y a pas de règles.

- Trisequens®, c'est la version "avec règles" de Kliogest®. Il n'y a pas d'arrêt, mais les derniers comprimés sont des placebos de telle manière qu'une dépression hormonale sera réalisée dans votre sang, ce qui provoque les saignements de fin de plaquette. Toutes les spécialités estroprogestatives combinées sont remboursées par la Sécurité sociale. Il n'existe pas encore de spécialité proposant un "tout en un" par voie cutanée, mais cela ne saurait tarder.

III

Les autres traitements et les traitements non hormonaux de la ménopause

Ces traitements sont souvent appelés "alternatives au THS". Il faut dire que le traitement hormonal, comme nous l'avons vu, représente le meilleur choix dans la mesure où il s'agit de l'exacte "clé" qui réintègre sa "serrure d'origine". Mais il est un certain nombre de cas où, soit vous ne pouvez pas recevoir un THS, soit vous ne voulez pas pour une raison ou pour une autre. Est-ce à dire que les médecins ne peuvent plus rien pour vous ? Faux, nous pouvons encore beaucoup de choses, même si nos ambitions, en terme de résultats, seront toujours inférieures à celles espérées avec un THS.

Les phyto-estrogènes

▪ Ces drôles de molécules végétales sont aujourd'hui l'objet d'un engouement majeur. Il ne se passe pas de semaine sans qu'un travail scientifique leur étant consacré ne soit publié dans nos revues médicales. La plupart de nos connaissances proviennent actuellement du soja, qui est une plante extrêmement riche en l'un des phyto-estrogènes les mieux étudiés, les isoflavones.

▪ Mais il y a en fait des phyto-estrogènes dans de nombreux fruits et plantes (thé, pamplemousse, trèfle rouge, légumineuses...).

▪ Les études nous ont appris que les populations asiatiques, qui consomment entre 50 et 100 mg d'isoflavones par jour en moyenne dans leur alimentation (contre 5 mg maximum par jour pour une Occidentale), ont moins de cancer du sein, d'ostéoporose, de maladies cardiovasculaires que tout le reste du monde.

▪ On essaie aujourd'hui, dans de nombreux laboratoires disséminés sur la planète, de lier cet effet protecteur contre ces maladies à l'absorption massive de phyto-estrogènes. Et les expériences qui sont actuellement menées, si elles ne peuvent être tenues pour acquises et définitives, semblent vraiment attribuer aux isoflavones des effets très positifs en terme de défense contre le cancer du sein (ou le cancer de la prostate chez l'homme), de diminution du cholestérol total et augmentation de sa bonne fraction dite HDL, de protection osseuse.

▪ A ce jour, deux faits semblent définitivement acquis : 1. l'absorption d'au moins 70 mg d'isoflavones par jour réduit de moitié le nombre et l'intensité des bouffées de chaleur des femmes ménopausées. 2. l'absorption d'isoflavones diminue de façon non négligeable le cholestérol total, tandis qu'elle augmente la fraction "bon cholestérol". Quant aux effets anticancéreux, protection osseuse, voire même effets positifs sur le cerveau (en terme de mémoire, de performance), ils restent encore trop peu documentés pour être définitivement validés scientifiquement. Leur principale indication réside donc, aujourd'hui, dans le soulagement des bouffées de chaleur lorsque les estrogènes médicamenteux ne peuvent être utilisés.

▮ Mais attention ! La puissance des phyto-estrogènes est loin de valoir celle des médicaments pour le soulagement des bouffées de chaleur et – si elle existe même – pour la protection osseuse ou cardiovasculaire. Consommer 50 mg d'isoflavones par jour cela reviendrait à s'adonner définitivement au régime japonais : miso, tofu, lait de soja, et autres recettes culinaires peu prisées des Occidentaux. La solution vient donc dans l'absorption de gelules ou de comprimés à base d'isoflavones. S'administrer des phyto-estrogènes n'expose à aucun effet secondaire, type saignements ou douleurs des seins. On ne connaît pas, à ce jour, de contre-indication, aux posologies habituelles, à ces molécules. Plusieurs spécialités vous sont proposées. Parmi elles – de sortie récente – Evestrel® (2 comprimés = 75 mg d'isoflavones). Aucun des phyto-estrogènes disponibles n'est remboursé par la Sécurité sociale.

Abufène® et Agréal®

▮ Il s'agit de médicaments vendus en pharmacie dont le but est de diminuer les bouffées de chaleur. Abufène® est de la bêta-alanine (un acide aminé) et Agréal® un neuroleptique. Leur efficacité est assez inconstante. Agréal® peut provoquer des écoulements de lait par les mamelons car cette spécialité augmente le taux de prolactine (l'hormone qui invite les glandes mammaires à fabriquer du lait).

Les biphosphonates, le calcium, la vitamine D, le raloxifène

▮ Si les estrogènes sont d'excellents protecteurs contre l'ostéoporose, il est un certain nombre de cas où on ne peut les utiliser (effets secondaires majeurs ou contre-indications). Et lorsque l'on craint que vous ne vous décalcifiez au point, un jour, de vous casser en de méchantes fractures, il n'est pas convenable de ne rien faire, et ce d'autant que nous disposons de moyens tout à fait efficaces, capables de faire aussi bien sur ce point précis que les estrogènes. Je ne veux pas parler du calcium et de la vitamine D, qui sont de prescription quasi systématique dans ce contexte, mais de ces molécules que l'on appelle biphosphonates (Didronel® 400 et Fosamax®), et tout dernièrement de l'arrivée en France du raloxifène (Evista®). *(Cf le chapitre consacré à l'ostéoporose pour plus de détails).*

Les vitamines, les oligo-éléments et les anti radicaux-libres

▮ La théorie des radicaux-libres peut être résumée ainsi : à l'intérieur de nos cellules existent, au moment des multiples transformations chimiques concourant à notre vie quotidienne, des réactions relativement explosives qui finissent même par détériorer les membranes de ces cellules (leur enveloppe) et contribuent donc à leur vieillissement progressif ainsi qu'à la perte rapide, au fil du temps, de leurs aptitudes à se défendre, voire à se reproduire sans erreur. Un grand nombre de substances revendiquent des propriétés "antiradicalaires libres". Parmi elles, les phyto-estrogènes déjà cités, les vitamines (dont la vitamine C, la vitamine E), un certain nombre d'oligo-éléments parmi lesquels le zinc, le sélénium, les flavonoïdes, etc. L'ordonnance "antivieillissement" peut donc comporter ces éléments sous une forme ou sous une autre (les pharmacies et les para-pharmacies vous offrent toutes sortes de combinaisons). La prescription de phyto-estrogènes n'est cependant pas, à ce jour, suffisamment documentée dans ce domaine pour qu'elle devienne systématique pour cette indication.

Les solutions " pour la peau "

- Nous ne sommes pas dépourvus de moyens concernant la lutte contre le vieillissement cutané (cf. p. 61).

- La sécheresse cutanée peut trouver une solution, certes moins efficace qu'avec le THS, avec des produits d'application locale tels que décrits p. 64.

- Je ne crois absolument pas aux vertus de l'homéopathie ou de l'acupuncture dans ce contexte (bien que je sois moins incrédule pour d'autres indications).

- Une bonne hygiène de vie est toujours la bienvenue, et le sera d'autant plus que les années passeront : pas de tabac, peu d'alcool, une diététique "intelligente" (peu grasse, riche en protéines et pauvre en sucres rapides), une activité physique pour ses bienfaits cardiovasculaires et pour la perte calorique qu'elle entraîne, une musculation bien entretenue afin de lutter contre l'atrophie qui devient inéluctable, que l'on soit homme ou femme, dès l'âge de 45-50 ans. Ces conseils sont d'autant plus précieux que l'on n'utilise pas de THS, mais celui-ci n'en dispense personne, c'est une évidence.

IV

Les effets secondaires du traitement hormonal substitutif (THS)

Les douleurs des seins

Leur œdème, leur augmentation de volume, témoignent en général d'un surdosage estrogénique. Ces symptômes indiquent qu'il faut baisser la posologie des estrogènes administrés. Les sensations mammaires désagréables s'atténueront puis disparaîtreront en l'espace de 10-15 jours. Je voudrais insister ici sur le fait qu'il n'y a pas lieu, dans cette situation, de changer de spécialité ni même d'élever la posologie de la progestérone ou des progestatifs.

La prise de poids

Elle n'est pas forcément – contrairement à ce que vous pensez souvent – provoquée par un THS mal équilibré. Certes, si vous êtes *surdosée*, la prise de poids finira par se produire au fil des semaines et des mois. Mais elle aura, en général, été précédée des symptômes quasi-immédiats d'expression d'un surdosage que sont les douleurs des seins, les gonflements, la "rétention d'eau"... En fait, bien plus souvent cette prise de poids s'inscrit dans un contexte global dans lequel votre métabolisme de base est de plus en plus économe (et donc a tendance à stocker le maximum d'énergie en graisse, plutôt que de le dépenser), vous avez une activité physique moindre, vous traversez peut-être une phase dépressive qui vous amène à consommer de préférence les aliments sucrés et caloriques, votre masse musculaire diminue peu à peu au profit de la masse grasse... D'autre part, comme nous l'avons vu, cette cinquantaine peut s'accompagner d'une prise de poids de quelques kilos (par exemple 2 à 4 kilos) que vous auriez supporté à l'âge de 20 ans alors qu'ils auraient été rajoutés à votre poids de forme, mais que vous ne tolérez définitivement plus lorsqu'ils viennent – cerise sur le gâteau – vous confirmer définitivement un surpoids en se rajoutant aux

quelques 6 à 10 kilos vous séparant de votre poids de 20 ans.
Enfin, les THS ***sous-dosés*** peuvent, parce qu'ils laissent se péréniser la situation de carence hormonale avec tous ses désordres métaboliques et sa symptomatologie, encourager votre organisme à fabriquer plus de graisse qu'il n'est utile. Quant aux efforts à faire, en terme de diététique et de dépenses physiques, il est certain qu'on les envisage avec beaucoup plus de courage lorsqu'on se sent en forme, aussi bien dans sa tête que dans son corps, c'est-à-dire lorsqu'on est ménopausée avec un THS particulièrement équilibré. Enfin, n'oublions pas que l'absence de THS ou le ***sous-dosage*** hormonal induisent une fabrication de graisse méconnue par vous jusque-là : celle qui a tendance à se localiser dans le haut du corps (ventre, épaules, seins), "comme les hommes", au lieu de venir s'accumuler dans les endroits préférentiels féminins que vous connaissez bien, les cuisses, les fesses. Or nous l'avons dit, mais répétons-le, cette graisse est toxique sur le plan cardiovasculaire et peut-être même en terme de cancer (du sein), il s'agit donc là d'un problème de santé qui dépasse de loin les préoccupations esthétiques par ailleurs fort légitimes.

Les saignements

S'ils sont normaux lorsqu'un traitement séquentiel ("avec règles") a été choisi, ils ne le sont plus, et ne doivent pas être tolérés, lorsqu'ils ont tendance à se répéter alors que l'on est en train de prendre son THS (et ce, qu'il s'agisse d'un traitement "avec règles" ou "sans règles"). Parfois, les règles sont bien au rendez-vous attendu de la fin du traitement, mais elles se passent fort mal : avec de nombreux caillots, des douleurs, de véritables hémorragies. Parfois, elles peuvent même durer plusieurs jours, voire dépasser la semaine, entraînant un état de fatigue chronique, une chute de cheveux, des vertiges, une déprime, tous éléments à rapporter à l'anémie par perte de fer causée par ces saignements intempestifs. Il est fréquent que cet effet secondaire, et on le comprend, vous amène à abandonner le THS. L'accusé n° 1 dans cette affaire est l'***utérus***. Il y a probablement quelque chose qui ne va pas à son niveau : certes, ce peuvent être des fibromes (en général connus de longue date et échographiés à plusieurs reprises), mais le plus souvent il faut suspecter soit des polypes (excroissances bénignes de la muqueuse utérine à l'intérieur même de la cavité), soit une variété très fréquente et "très saignante" de fibromes, les fibromes dits sous-muqueux qui, malgré leur très petite taille (souvent moins d'1 cm de diamètre) – parce qu'ils sont à l'intérieur de la cavité utérine elle-même – occasionnent nombre d'épisodes hémorragiques. Polypes et fibromes ***sous-muqueux*** sont de diagnostic facile : soit l'hystérographie (radio de la cavité utérine), soit l'hystéroscopie (introduction d'un mini optique dans la cavité utérine) découvrent en quelques minutes les raisons de vos malheurs. Dès lors, le traitement est simple : sous anesthésie générale, en l'espace d'une quinzaine de minutes, rarement beaucoup plus, le chirurgien gynécologue va "nettoyer", "raboter", la cavité utérine de manière à éliminer ces formations certes bénignes, mais apportant trop d'inconfort, afin que le THS puisse être poursuivi sans avoir à subir ce genre d'inconvénient. Tout ceci, bien entendu, se fait par les voies naturelles, il n'y a pas de cicatrice, pas de choc opératoire et l'hospitalisation ne dure guère plus de 24 heures. Parfois, les examens révéleront une autre maladie bénigne, l'endométriose. Les solutions sont ici moins aisées, bien que la résignation ne soit pas de mise : "rabotage" de la cavité utérine (nous appelons cela l'endométrectomie), juste dosage estrogénique (plus les estrogènes sont élevés plus la muqueuse a tendance à saigner), séquence progestative adéquate, nature même de la molécule (progestérone ou progestatif) utilisée, finissent par apporter le succès, c'est-à-dire la disparition des saignements intempestifs.

Bien entendu, il arrive malheureusement que les investigations entre-

prises finissent par diagnostiquer un cancer de l'utérus. Cette éventualité est extrêmement rare, et il s'agit plutôt d'une surprise, tant les lésions bénignes sont fréquentes dans ce contexte.
Enfin, il peut s'agir de fibromes qui – ce n'est pas habituel – inclus dans le muscle utérin (et non plus dans la cavité utérine), d'extirpation impossible par les voies naturelles, se mettent à grossir et à provoquer des saignements particulièrement inconfortables. La solution ici : soit l'intervention chirurgicale, en général pour faire l'ablation de l'utérus (pour éviter les récidives toujours possibles), soit la diminution des estrogènes (mais encore faut-il que la dose administrée soit suffisante pour comporter tous les avantages du THS), soit l'augmentation de la posologie de progestérone ou de progestatifs (mais encore faut-il que cette augmentation soit efficace et aussi qu'elle n'induise pas ses propres effets secondaires), soit l'arrêt du THS (décision extrême souvent mal venue).

Les gonflements du ventre

Docteur, le soir après dîner, j'ai le ventre d'une femme enceinte de six mois...!" La seule chose qui puisse augmenter ainsi dans le ventre d'une femme, le seul organe "à géométrie variable selon les heures de la journée", c'est l'intestin. Il se gonfle d'air et provoque alors cet inconfort, cette tension douloureuse du bas ventre, cet aspect inesthétique de "gros ventre". Les parois intestinales sont dotées de nombreux récepteurs hormonaux, en particulier aux estrogènes. C'est la raison pour laquelle un intestin "irritable", "inflammatoire" (colite, dont les causes sont en général le stress, les abus alimentaires ou de laxatifs...) peut – sans hormones – atteindre un équilibre plus ou moins précaire, mais alors véritablement "se réveiller", "exploser" sous l'effet des hormones estrogènes. La solution passe sans doute par une diminution (mais trop diminuer le traitement peut vous priver de ses bénéfices) des estrogènes, et surtout par la consultation d'un gastro-entérologue afin qu'il se préoccupe des raisons de cette colite, qu'il la diagnostique et qu'il tente de la traiter (antispasmodiques, pansements intestinaux, changement de régime, traitement d'une constipation, relaxation, etc.). Attention, ne pas confondre un "gros ventre" provoqué par une colite, plus ou moins dissimulée par le THS, avec de la graisse abdominale : cette dernière est tout particulièrement stable du matin au soir, n'est pas influencée par les repas, évolue de façon extrêmement lente au fil des semaines et des mois.

Les migraines

Alors que la disparition des règles avait soulagé celles qui en avaient souffert toute leur vie, ou une bonne partie de celle-ci, en ce moment précis du cycle le THS peut les faire très malencontreusement se reproduire. C'est en général lors de l'arrêt des estrogènes (par exemple entre le 26 et le 30-31 du mois) que le symptôme désagréable se manifeste. La solution est simple : il suffit de ne plus arrêter les estrogènes qui seront alors pris chaque jour en " non-stop ". Une spécialité " toute faite " est bien adaptée à cette situation : Climaston®. Mais si les migraines et autres céphalées, inhabituelles avant le THS, ne se manifestent pas à l'arrêt de la séquence estrogénique mais surviennent à n'importe quel moment du cycle ou semblent en être totalement indépendantes, ou disparaissent lorsque l'on arrête le THS, il faut alors bien peser les avantages et les inconvénients du THS avec votre médecin avant de décider de le poursuivre.

Les nausées

Elles n'ont parfois strictement rien à voir avec le fait que l'on suive ou non un THS. Pourtant, certaines femmes ont l'estomac assez fragile et il réagit par des spasmes (que les nausées expriment) à l'apport d'estrogènes. Une des solutions simples consiste à abandonner la voie orale pour la voie cutanée ou, bientôt, nasale (gels, patchs, Aérodiol®). Si les nausées persistent malgré l'abandon de la voie orale estrogénique, et à condition que le THS ne soit pas surdosé en estrogènes, il faut alors considérer que ce symptôme n'a strictement rien à voir avec le suivi du THS.
Parfois enfin, c'est seulement au moment de l'instauration de la progestérone ou du progestatif que les nausées surviennent. On a alors plusieurs solutions parmi lesquelles : changer de spécialité, adopter un traitement "estroprogestatif combiné" (les estrogènes et la progestérone en même temps, tous les jours, ce qui permet de réduire de moitié la posologie de la progestérone ou des progestatifs), ou bien l'adoption et la mise en place d'Utrogestan® dans le vagin, le soir au coucher. (Utrogestan® est la seule spécialité à autoriser cette mise en place vaginale).

La réapparition d'un syndrome prémenstruel

Pour certaines, nombreuses, vous avez déjà vécu, à un moment ou à un autre de votre vie, ces symptômes qui font que, de quelques jours à plus de 8 à 15 jours avant vos règles, vous vous sentez "patraque", énervée, fatiguée, la larme à l'œil facile, les seins gonflés, avec de la rétention d'eau et, éventuellement, quelques kilos en plus, le tout disparaissant avec les règles. Le THS peut reproduire ces symptômes qui avaient miraculeusement disparu avec l'arrivée de la ménopause. Ce sont en général les traitements dits séquentiels (avec progestérone ou progestatifs 10 à 12 jours par cycle) qui font réapparaître ces symptômes désagréables. Il convient alors d'adopter un traitement "estroprogestatif combiné" (estrogènes avec la moitié de la dose de progestérone ou de progestatifs) en continu (en "non-stop") ou en discontinu (par exemple du 1er au 25e jour du cycle). Il est rare que le syndrome prémenstruel persiste lors de l'adoption de ces formules. Les autres "traitements" peuvent être de bon appoint : le sport, la relaxation sous toutes ses formes, l'huile d'onagre...

Les troubles du sommeil

Alors que la ménopause, et sa carence d'hormones estrogènes, provoque très souvent des insomnies, des difficultés majeures à l'endormissement, il est un certain nombre de femmes (à vrai dire minoritaires) pour qui, la "pêche" retrouvée, le tonus au zénith, alors que la ménopause les épuisaient tant qu'elles avaient fini par trouver un sommeil perdu depuis longtemps, le THS rétablit si bien les choses qu'elles se retrouvent à nouveau insomniaques, comme avant leur ménopause ! Une des solutions consiste à adopter la progestérone Utrogestan® dans la mesure où – nous l'avons vu – l'un de ses effets secondaires possible consiste en une somnolence, voire à une tendance à l'endormissement. On choisira ici une formule combinée (un comprimé de progestérone avec la dose d'estrogènes quotidienne en non-stop), sans interruption, de telle manière que l'Utrogestan® soit pris à chaque coucher. Si cette solution est inefficace il n'y a pas d'autre issue que de se résoudre à absorber "le calmant qui marchait le moins mal" avant la ménopause.

L'apparition ou l'augmentation de la cellulite

La cellulite est un tissu graisseux de "réserve". C'est là que les femmes puise en théorie leur énergie afin de mener à bien la grossesse, l'accouchement, puis l'allaitement. En *théorie*, car aujourd'hui – tout du moins dans les pays non touchés par la famine – ces réserves sont inutiles. Et rares sont les femmes qui y puisent pour assurer le "train de vie" de leur grossesse. Il s'agit néanmoins d'un mécanisme subtil, programmé génétiquement et hormonalement depuis des millénaires. Il se trouve que, de nos jours, la cellulite a mauvaise presse et qu'elle est considérée comme inesthétique (ce qui ne fut pas toujours le cas au cours de l'Histoire). Nous l'avons vu, la cinquantaine est une période de la vie des femmes où la prise de poids est aisée (cf. p. 48). L'adoption d'un THS au moment de la ménopause rétablit la localisation préférentielle des graisses dans le corps féminin, c'est-à-dire sur les cuisses (rien de plus, mais rien de moins, que ce qui se serait passé en l'absence de ménopause à cet âge précis de votre vie). Sans THS la localisation des graisses se serait faite sur le "mode masculin", c'est-à-dire sur votre ventre, vos seins, votre dos, vos bras... en épargnant quelque peu vos cuisses. Maigre consolation lorsque l'on sait que cette graisse masculine est certainement toxique en terme de risques cardiovasculaires et de cancers (par exemple de l'utérus ou du sein) et qu'elle n'est pas plus esthétique ! Le THS est cependant capable de "fabriquer de la graisse sur vos cuisses" s'il est surdosé en estrogènes, ce qui exprime ici, une fois de plus l'intérêt d'un THS "sur mesure".

L'insuffisance veineuse des jambes

Les veines, au moment de la ménopause, sont moins dilatées dans la mesure où les estrogènes ont disparu. Il faut se remettre en mémoire l'effet "dilatateurs" des estrogènes sur les vaisseaux sanguins. C'est sans doute l'une des explications de leur influence protectrice contre, par exemple, les risques d'infarctus du myocarde ou d'accidents vasculaires cérébraux. Ainsi les femmes dont les veines étaient "malades" avant la ménopause inaugurent souvent une période d'amélioration. Mais, dès lors qu'un THS aura été institué, on se retrouvera généralement dans la même situation qu'auparavant. Les hormones estrogènes du THS n'empirent pas votre état veineux, mais le restituent à l'identique d'*avant la ménopause*. L'important ici est de ne pas vous surdoser en estrogènes. Les médications visant à améliorer les parois veineuses n'auront ni plus ni moins de succès qu'habituellement.

Les hémorroïdes

Ce sont en quelque sorte des varices du rectum, des veines qui, se dilatant, finissent par s'extérioriser à l'anus, ce qui occasionne saignements, douleurs... Je ferai ici exactement les mêmes remarques que celles faites sur les veines des jambes : le THS ne crée pas les hémorroïdes, mais il empêche probablement, chez certaines femmes, qu'elles s'atrophient en perpétuant l'imprégnation hormonale estrogénique.

La persistance de bouffées de chaleur

Malgré un THS à doses estrogéniques standards. Nous l'avons vu, les doses "classiques" sont en général parfaitement efficaces pour résoudre complètement les symptômes des suées. Mais chez certaines d'entre vous (à vrai dire une minorité qui ne doit pas dépasser 5 %) rien n'y fait, c'est comme si vous avaliez de l'eau. Il faut savoir alors – après s'être assuré que vous n'avez aucun problème de coagulation (attention aux caillots), que votre utérus et vos seins ne manifestent aucun effet de surdosage – augmenter les doses d'estrogènes (et en même temps de progestérone ou de progestatifs) jusqu'à ce que le symptôme disparaisse. Parfois, il faut donner des doses jusqu'à 4 à 6 fois supérieures à la normale ! Par soucis de prudence, on utilisera plutôt les voies cutanées ou nasales (lorsqu'elles seront disponibles) afin d'éviter un hypothétique risque de coagulation sanguine. L'explication en général donnée à ce phénomène est que les molécules hormonales du THS sont "détruites" avec une telle rapiditié par les enzymes de votre foie que le THS n'a pas le temps d'agir. Cette configuration hépatique n'est pas une maladie, elle est individuelle et il faut savoir s'y adapter.

L'apparition des symptômes de surdosage pour des doses ridicules d'estrogènes

Vous êtes un certain nombre (surtout, mais pas toujours, parmi celles ayant dépassé 60-65 ans) à vous plaindre de ne pouvoir adopter quelque THS que ce soit dans la mesure où, très rapidement, vos seins deviennent durs et douloureux, vous saignez éventuellement, vous gonflez... Vous avez fait plusieurs tentatives de THS auparavant et rencontré les mêmes symptômes désagréables, quelle que soit la forme de l'administration, cutanée ou orale, quelles que soient les molécules utilisées. La solution est d'accepter de vous prescrire des doses estrogéniques extrêmement faibles (la voie d'administration n'est pas en cause ici), par exemple la moitié ou le tiers d'une dose standard quotidienne, mais prise deux ou trois fois par semaine ! L'explication de ce phénomène est ici à l'inverse de celle donnée plus haut : il est probable que vos enzymes hépatiques soient extrêmement lents à métaboliser les hormones de votre traitement et que celles-ci persistent alors à des doses trop élevées dans votre sang. Répétons-le, ce n'est pas le changement de spécialité, de voie d'administration, de molécules et de posologie de progestatifs qui résoudront le problème mais la diminution très marquée de la posologie d'estrogènes qui vous est proposée.

V

Les vraies et fausses contre-indications des traitements de la ménopause

Les vraies et fausses contre-indications du THS

Le cancer du sein

Il reste, à ce jour, une contre-indication très forte du THS. Ce sont les estrogènes (et non la progestérone ou les progestatifs) qui sont sur la sellette. Les estrogènes sont des hormones qui concourent à la multiplication de certaines cellules du corps féminin dont les cellules mammaires (et aussi, en particulier, les cellules de l'endomètre, la muqueuse utérine qui tapisse l'intérieur de la cavité utérine). Et c'est dans cet esprit que les estrogènes peuvent être soupçonnés d'augmenter la multiplication des cellules cancéreuses. Mais encore faudrait-il qu'un cancer du sein ait existé et que l'on craigne – avec les estrogènes – de "réveiller" certaines cellules cancéreuses qui n'auraient pas été détruites par le traitement mis en œuvre à l'occasion du diagnostic de ce cancer. Nous sommes donc extrêmement réservés quant à la prescription d'un THS dans ce contexte. Pourtant, déjà, un certain nombre d'équipes ici et là dans le monde, commencent à relativiser cette contre-indication et – nous aurons les résultats de grandes études dans quelques années – il n'est pas impossible que, bientôt, même cette contre-indication vienne à tomber. Mais attention... Pour certains cancers seulement : les petits, peu agressifs, de bon pronostic, guéris depuis un certain temps et sans doute aussi ceux pour lesquels l'administration d'un THS représentera un risque largement compensé par ce que l'on attend de lui (par exemple pour lutter contre l'ostéoporose ou pour rétablir une qualité de vie particulièrement détériorée). Mais, à ce jour, nous devons donc continuer d'interdire le THS aux femmes ayant eu un cancer du sein. Cela ne veut pas dire que ces femmes doivent pour autant subir de plein fouet les aléas de leur ménopause : nous l'avons vu, nous disposons d'***alternatives*** très intéressantes aussi bien pour tenter d'améliorer la qualité de vie, que pour lutter contre la déperdition osseuse, la sécheresse vaginale ou cutanée...

Les accidents de la coagulation

Les phlébites, caillots dans les artères ou dans les veines, représentent la deuxième grande contre-indication au THS. En effet, les estrogènes (même ceux fabriqués par vos ovaires) peuvent, dans certaines circonstances, stimuler un certain nombre de facteurs sanguins de votre coagulation et favoriser ainsi la formation d'un caillot. L'accident le plus classique est la phlébite : une des veines du mollet se bouche. Cela fait mal, il grossit, devient rouge. Le risque majeur est éventuellement l'embolie pulmonaire. Il s'agit donc d'un accident sérieux qui conduit tout naturellement votre médecin à vous prescrire des médicaments anticoagulants pendant plusieurs semaines. Les circonstances favorisant ce type d'accident sont classiques : l'immobilisation forcée, par exemple par un plâtre mis en place pour une jambe cassée, les jours qui succèdent à une intervention chirurgicale ou à un accouchement. Beaucoup plus rarement, chez les femmes très prédisposées, cet accident peut survenir sous pilule et être plus grave, dans la mesure où le caillot, cette fois-ci, n'obture pas obligatoirement une veine mais peut-être une artère du cœur ou du cerveau. C'est dire que, lorsque vous dites à votre médecin que vous avez rencontré ce genre d'accident dans vos antécédents, il devient extrêmement hostile à vous prescrire un traitement hormonal de la ménopause. Pourtant, on s'aperçoit souvent que ce que vous appelez phlébite (et que les médecins ont eux-mêmes nommé ainsi) n'était qu'un petit accident veineux sans importance. Une enquête s'impose dans tous les cas : après avoir réuni les éléments de l'historique de l'accident, avoir effectué des dopplers veineux (un examen qui permet de s'assurer de la bonne santé des veines en question) et surtout une étude complète de la coagulation s'attachant par exemple à retrouver des éléments comme les protéines P, S, le facteur V, etc. A l'issue de cette investigation, trois situations se rencontrent : il y a véritablement contre-indication, et il faut se tourner vers les traitements non hormonaux de la ménopause. Il n'y a certainement aucune contre-indication, et le THS est pleinement autorisé. Il n'y a pas grand-chose d'inquiétant, mais la prudence s'impose, le THS est autorisé, mais en utilisant seulement les spécialités d'estrogènes applicables par voie *cutanée* (gels et patchs) ou *nasale*. En effet, les comprimés d'estrogènes, quels qu'ils soient, sont réputés modifier que de façon insignifiante (mais cela peut être préoccupant chez des femmes vulnérables sur ce sujet) les facteurs de la coagulation.

L'hypertension artérielle

Lorsqu'elle est bien équilibrée par un traitement adéquat l'hypertension artérielle ne représente pas une contre-indication au THS, quelle que soit sa forme.

Le "trop" de cholestérol ou de triglycérides

Non seulement il ne s'agit pas ici de contre-indication au THS, mais, pour certains, même, d'une indication à l'administration d'estrogènes par voie *orale* : les comprimés d'estrogènes quels qu'ils soient ont pour propriété de diminuer sensiblement le cholestérol total en même temps qu'ils augmentent la bonne fraction du cholestérol, c'est-à-dire le HDL. En ce qui concerne les triglycérides, il n'y a contre-indication que pour des taux sanguins qui dépasseraient 6 à 10 g par litre, ce qui n'est qu'exceptionnellement retrouvé dans la population générale. En effet, les hypertriglycéridémies banales que nous rencontrons quotidiennement s'inscrivent, en principe, entre 1,5 g et 3 g par litre. Elles ne représentent pas une contre-indication au THS quelle que soit sa forme d'administration.

L'insuffisance coronarienne

Les artères nourricières du cœur, les coronaires, peuvent être retrécies et, dès lors, ne plus nourrir suffisamment le muscle cardiaque. A l'extrême, lorsque l'une d'entre elles se bouche cela peut conduire à l'infarctus du myocarde. Une très grande enquête épidémiologique (HERS, cf. p. 138) vient d'analyser, pendant plusieurs années, deux groupes de femmes ayant présenté un accident cardiaque. L'un recevait des estrogènes, tandis que l'autre se contentait d'un placebo. Les courbes de mortalité sont comparables dans les deux groupes avec cependant un léger "surplus de mortalité" dans celui recevant les estrogènes la *première année* suivant l'accident, puis une légère diminution de mortalité au bout de quelques années par rapport au groupe placebo. Les conclusions de cette enquête sont qu'il ne faut sans doute pas prescrire un THS dans la première année qui suit un accident artériel, mais qu'il est tout à fait licite ensuite, dès lors que l'on a dépassé ce cap. Ceci pour celles qui ont déjà fait un accident artériel. Pour toutes les autres qui souffrent simplement d'insuffisance coronarienne, le consensus général considère que le THS est plutôt une bonne chose (dans la mesure où les estrogènes dilatent les artères, ce qui est tout à fait bienvenu dans ce contexte), à condition d'utiliser des estrogènes administrés par voie cutanée (gels et patchs). Car ils n'ont aucune interférence avec les facteurs de la coagulation et n'ont donc pas la possibilité d'augmenter le risque de fabriquer un caillot sanguin susceptible alors de boucher une coronaire.

L'obésité

C'est un facteur de risques cardiovasculaires : plus de diabète, plus d'hypertension artérielle, de troubles veineux, de risques cardiaques... Le THS, qui s'oppose de façon importante au risque cardiovasculaire, est plutôt indiqué que contre-indiqué. Encore faudra-t-il savoir prescrire des doses d'estrogènes modérées chez ces femmes dans la mesure où leur besoin estrogénique est faible (du fait de leur graisse qui fabrique elle-même une certaine quantité d'estrogènes).

Le diabète

Cette maladie ne représente en aucune manière une contre-indication au THS. Certaines diabétiques ont même moins de difficultés à équilibrer leur diabète lorsqu'elles sont sous THS.

Certaines maladies chroniques

Celles requérant un traitement corticoïde à long terme, comme c'est le cas pour les femmes asthmatiques, polyarthritiques chroniques évolutives, transplantées rénales... ne représentent pas de contre-indication au THS.

L'otospongiose

Il s'agit d'une maladie de l'oreille relativement fréquente qui peut entraîner la surdité. Les osselets de l'oreille, éléments fondamentaux dans la transmission des sons, sont plus ou moins "englués" et, progressivement, ne jouent plus leur rôle. Il se trouve que les estrogènes, (aussi bien les vôtres que ceux d'une pilule, que d'un THS) peuvent accélérer la réaction chimique qui conduit à la fabrication de la substance qui, peu à peu, paralyse les osselets. D'où l'extrême prudence des ORL qui, pendant de nombreuses années, ont interdit aux gynécologues de conseiller grossesses, pilules et THS aux femmes atteintes par cette affection. Les choses ont évolué et les spécialistes de l'otospongiose considèrent aujourd'hui que, ni la grossesse, ni la pilule, ni à fortiori le THS, ne doivent être considérés comme absolument interdits dans ce contexte. Leur conseil : il convient, lors de l'instauration d'un THS, de faire effectuer plusieurs audiogrammes (un examen qui calcule les performances auditives). Ce n'est que dans les cas, rares, de dégradation rapide, en quelques mois, que l'on sera amené à contre-indiquer plus ou moins définitivement le THS. Il faut, ici comme ailleurs, ne pas prescrire de posologies surdosées.

Le mélanome

Il s'agit d'une tumeur cancéreuse cutanée qui a très mauvaise réputation. A juste titre. Les dermatologues ont longtemps pensé que les estrogènes pouvaient en favoriser l'évolution, et donc interdisaient grossesses, pilules et THS chez les femmes atteintes de cette maladie, même lorsqu'elles en avaient été opérées et qu'elles étaient considérées comme guéries. Les dermatologues ont progressivement adouci leur position : cette maladie n'est plus considérée par eux comme une contre-indication au THS.

Le lupus érythémateux

Il s'agit d'une maladie auto-immune : l'organisme fabrique des anticorps qui, au lieu de le défendre contre les ennemis de l'extérieur, se retournent contre lui-même. Les risques majeurs du lupus érythémateux disséminé sont les caillots, et donc les accidents de phlébite, d'infarctus du myocarde ou encore d'accidents vasculaires cérébraux. On considère aujourd'hui que le lupus érythémateux dans sa phase *aiguë*, est une contre-indication au THS tandis que sa forme *chronique* et bien équilibrée ne représente pas forcément un obstacle à l'instauration d'un THS. Encore faudra-t-il, dans ce cas, utiliser des doses d'estrogènes modérées et les administrer toujours par voie cutanée. Il s'agit ici d'une décision qui doit être l'objet d'un consensus entre les différents spécialistes concernés.

Le cancer de l'utérus

Cette maladie, lorsqu'elle a été opérée et guérie, (il s'agit d'un "bon cancer"), ne représente pas une contre-indication au THS de l'avis de tous les spécialistes concernés.

Le cancer du col de l'utérus

Cette maladie ne représente pas une contre-indication à l'instauration d'un THS.

Le cancer de l'ovaire

Cette maladie ne représente pas de contre-indication à l'instauration d'un THS (sauf une variété relativement rare, dont on pense qu'elle serait estrogéno dépendante).

Certaines tumeurs cérébrales

Seules les méningiomes (il s'agit de tumeurs bénignes des méninges) représentent une contre-indication, non pas à la prescription d'estrogènes, mais à celle de progestérone (les femmes hystérectomisées peuvent donc [en général] se voir administrer un THS avec estrogènes seuls sans risque). L'adénome à prolactine, qui est une tumeur bénigne de la glande hypophyse – opérée ou non – ne représente pas une contre-indication du THS.

Les kystes du sein

Certaines femmes ont la malchance d'avoir des seins extrêmement douloureux, producteurs de "boules" remplies de liquide appelées kystes. Cette situation perdure ordinairement depuis l'adolescence. Les échographies mammaires montrent de multiples kystes en formation permanente. Il n'est pas rare que l'on soit amené à ponctionner l'un de ces kystes, non pas parce que l'on est inquiet sur sa nature cancéreuse ou non (il s'agit toujours de situations bénignes), mais tout simplement pour soulager la douleur provoquée par la pression du liquide dans ce kyste. L'instauration d'un THS n'est alors pas chose facile, bien qu'elle ne soit pas contre-indiquée : les estrogènes du traitement hormonal de la ménopause viennent souvent ***perpétuer*** une situation qui s'était peu à peu calmée grâce à l'absence d'hormones estrogènes dues à la ménopause. Il s'agit ici d'un exercice difficile : prescrire suffisamment d'estrogènes pour bénéficier des avantages du THS mais pas suffisamment pour " réveiller " ces seins par trop tumultueux.

Le fibrome de l'utérus

Tumeur musculaire et fibreuse bénigne de l'utérus, très fréquente après 40 ans (20 % des femmes). Le ou les fibromes de l'utérus ne constituent pas une contre-indication au THS. Il faut cependant savoir qu'en l'absence de THS, les fibromes – comme le reste des organes génitaux féminins – ont tendance à s'atrophier, et donc à ne plus faire parler d'eux. En fait, la plupart des fibromes sont peu ou pas générateurs de symptômes gênants (hémorragies en particulier). S'ils l'étaient, il conviendrait alors de choisir entre leur traitement (chirurgical) ou ne pas prendre de THS. Il est rare que l'on ait à faire ce choix cornélien dans la mesure où la majorité des fibromes, s'ils ne périclitent pas chez une femme ménopausée et hormonalement traitée, augmentent rarement de façon importante sous THS.

L'endométriose

Cette maladie bénigne consiste en l'essaimage de multiples petits lambeaux de muqueuse utérine, ce précieux tissu qui tapisse la cavité utérine, en des endroits tout à fait inhabituels, comme les trompes, les ovaires, les ligaments qui soutiennent l'utérus... L'endométriose se caractérise en général par des règles douloureuses, parfois une stérilité tenace, des douleurs pendant les rapports... Tout comme la muqueuse utérine, les îlots d'endométriose sont sensibles aux estrogènes qui peuvent, non seulement les entretenir, mais aussi les faire croître. Sans THS, l'endométriose s'éteint à la ménopause. Dans la mesure où la plupart de ces endométrioses sont bénignes et peu gênantes, l'instauration d'un THS ne pose en général aucun problème particulier. Dans certains cas plus graves, pourtant, tout comme pour les fibromes de l'utérus, il faudra savoir choisir entre le THS et ses risques sur l'endométriose et les inconvénients de la ménopause non traitée ! Bref, il s'agit, en général, de ne pas "réveiller" l'endométriose qui dort : des doses modérées d'estrogènes (en tous cas pas surdosées) sont souhaitables (et le plus souvent bien tolérées).

EN BREF

ce qu'il faut retenir

Les contre-indications au THS existent. Mais elles sont finalement fort peu nombreuses : 95 % d'entre vous peuvent adopter ce traitement sans risque particulier pour leur santé.

Les contre-indications des traitements non-hormonaux

Le calcium

Lorsqu'il est nécessaire, souffre rarement de contre-indication.

Les biphosphonates (Didronel® 400 et Fosamax®)

Ils ont peu de contre-indications. Pour le Didronel® 400, les cas, exceptionnels, de maladies rénales sévères. Pour le Fosamax® : maladies de l'œsophage, maladies rénales sévères, taux de calcium trop bas dans le sang.

Le raloxifène (Evista®)

Peu de contre-indications (cf. le chapitre sur l'ostéoporose, p. 198). Parmi elles figurent en principe, car cette molécule ne dispose pas encore d'études suffisamment fournies sur ce sujet, les antécédents de cancer du sein. Mais il ne faut pas croire qu'elle augmente le risque de cancer du sein chez une femme qui n'en a jamais eu : bien au contraire, les études dont nous disposons aujourd'hui semblent montrer qu'Evista® serait capable de diminuer de près de 70 % le risque spontané de cancer du sein ! Cela dit, le raloxifène a les mêmes contre-indications que le THS en ce qui concerne les antécédents de phlébites, de thromboses veineuses ou artérielles dans la mesure où le raloxifène se comporte *grosso modo* de la même façon que le THS dans les facteurs de la coagulation sanguine.

Les médications estrogéniques locales

Sous forme d'ovules, de crèmes... (Colpotrophine®, Physiogine®, Trophicrème®...) ne connaissent pratiquement aucune contre-indication. Certains médecins très précautionneux les évitent en cas d'antécédents de cancer du sein. Mais cette contre-indication semble outrancière à la majorité d'entre nous, même si des quantités infimes d'estrogènes peuvent passer la barrière vaginale via la circulation sanguine générale.

Les phyto-estrogènes

Les isoflavones de soja, en particulier, ne connaissent à ce jour aucune contre-indication (aux doses habituellement prescrites).

Les médicaments symptomatiques des bouffées de chaleur

Abufène® n'a aucune contre-indication pratique. Quant à Agréal®, souvent prescrit pour lutter contre les bouffées de chaleur et les suées, bien que nous ne disposions d'aucun travaux prouvant son action néfaste sur le sein, il n'est pas anodin, à priori, de prescrire ce genre de médication à une femme ayant eu un cancer du sein dans la mesure où l'on sait que cette molécule active la production d'une hormone hypophysaire qui s'appelle la prolactine dont l'action principale est de stimuler les glandes mammaires afin qu'elles produisent du lait. Je m'abstiens donc de precription dans ce contexte précis de cancer du sein, sauf cas de force majeure.

Les médicaments "anti-fuite urinaire"

Pour la plupart d'entre eux (Driptane® et Ditropan®, Détrusitol®) le risque de glaucome (hypertension oculaire) est une contre-indication formelle à leur usage.

LES INTERACTIONS *médicamenteuses possibles*

En ce qui concerne le THS il n'y en a aucune, dans la mesure où les hormones que vous absorbez sont les mêmes, ou quasiment, que celles que vos ovaires ont produit de votre puberté jusqu'à la ménopause. C'est pourquoi on peut dire que les hormones utilisées pour le THS ne sont pas, en quelque sorte, des médicaments au sens que l'on donne en général à ce terme, des molécules totalement étrangères et inconnues de notre organisme.

- **Pas d'interactions médicamenteuses particulières entre le calcium, la vitamine D et d'autres médications (mais s'abstenir le temps du Didronel® 400 si l'on en prend).**
- **La prise de médicaments à base de calcium, de fer... doit être différée deux heures après celle de Didronel® 400. En général, on suspend même l'administration de calcium pendant les 14 jours de Didronel.**
- **On doit attendre au moins trente minutes après l'absorption du Fosamax® pour prendre d'autres médicament (à base de calcium, d'antiacides, par exemple) car ils peuvent interférerer avec l'action du Fosamax®.**
- **Le raloxifène (Evista®) peut, dans certaines circonstances, induire une interaction médicamenteuse avec certains anticoagulants et avec les estrogènes dont on ne sait pas grand-chose à ce jour en terme d'association...**
- **Il n'existe aucune interaction médicamenteuse connue, ni réellement possible, entre les médications hormonales vaginales locales et d'autres médications.**
- **En ce qui concerne les médicaments anti-" fuite urinaire " tels que Driptane® et Ditropan® (ce sont les deux mêmes spécialités), il faut éviter de les associer avec des médicaments comme l'atropine, certains antidépresseurs ou encore certains antiallergiques ou même certains neuroleptiques.**
- **Les phyto-estrogènes ne connaissent à ce jour aucune problématique d'interaction médicamenteuse connue.**

VI

Les questions que vous vous posez à propos du THS et leurs réponses

Le poids

C'est certainement sur ce sujet que vous nous interrogez le plus en consultation. Vous êtes souvent persuadée que hormones = prise de poids obligatoire. Il est particulièrement difficile de vous aider à faire la part des choses en vous expliquant les raisons de la prise de poids à la cinquantaine. Il est vrai que le THS peut éventuellement être en cause pour une *partie* de cette prise de poids s'il est mal adapté (trop dosé en estrogènes par exemple, ou encore un THS de la ménopause alors que vous êtes encore en périménopause). J'ai compris, avec nombre de mes confrères, que vous préférez encore subir les bouffées de chaleur et autres avanies de la ménopause plutôt que de *prendre du poids*. C'est la raison pour laquelle nous rencontrons tous les jours des femmes qui ont abandonné le THS car elles estimaient – à tort ou à raison – qu'il était responsable de plusieurs kilos mal venus.

Nous l'avons vu **page 48**, les raisons de la prise de poids sont en fait multiples et variées. Elles mêlent tour à tour chute de l'activité physique, augmentation sensible de la ration alimentaire, baisse du métabolisme de base, éventuelle hypothyroïdie trustre...

Les choses doivent être pourtant claires : un THS bien conduit, non seulement ne fait pas prendre de poids, mais vous aide à lutter contre cette problématique. De plus, en empêchant les graisses de se localiser dans la partie haute du corps (localisation préférentielle de la graisse masculine), le THS contribue à protéger votre système cardiovasculaire.

EN BREF

ce qu'il faut retenir

Le THS doit être particulièrement équilibré et correspondre à votre exact statut par rapport au phénomène de la ménopause.

Le cancer du sein

Depuis quelques années, venant d'outre-Atlantique (Etats-Unis en particulier), nous parviennent des études troublantes qui semblent attribuer au THS une possible augmentation du risque de cancer du sein. Et même si celle-ci est légère, exceptionnelle, l'idée qu'elle puisse exister n'en finit pas de nous préoccuper. Pourtant, toutes ces études ont été effectuées avec des produits que nous n'utilisons pratiquement jamais en France (le Prémarin®), et surtout sur des femmes dont le risque spontané de cancer du sein est bien plus élevé que le nôtre (1 Américaine sur 9 ou 10 contre 1 Française sur 12 ou 14). Cela dit, le fait que nous n'utilisions pas les mêmes estrogènes qu'eux ne nous autorise pas à dire que *notre* THS pourrait être innocenté sur ce point : en ce qui nous concerne, nous n'avons, sur ce sujet, absolument rien démontré, dans la mesure où la tradition européenne a beaucoup de difficultés pour débloquer des sommes d'argent très importantes nécessaires à ces études épidémiologiques (elles portent sur des centaines de milliers de femmes pendant de nombreuses années).

Il faut, d'autre part, considérer que l'épidémiologie n'est pas une science exacte : plusieurs études tentant de démontrer exactement le même phénomène avec des méthodologies pourtant rigoureuses aboutissent souvent à des résultats plus ou moins contradictoires. Il faut savoir aussi qu'un certain nombre d'études américaines ne retrouvent pas d'augmentation du risque de cancer du sein chez les femmes traitées par THS. Nous évoluons donc sur ce sujet avec prudence, mais tout en considérant que ce risque augmenté, soit n'existe pas, soit existe mais de façon exceptionnelle. A titre de consolation d'ailleurs : les cancers inexpliqués sous THS sont en général de "bien meilleurs" cancers que ceux diagnostiqués sans THS. Plus petits, moins résistants aux

traitements, ils guérissent beaucoup plus souvent et au prix de traitements moins agressifs.
Un point important : un certain nombre d'études semblent aujourd'hui pouvoir démontrer que l'absorption d'alcool (plus d'un verre de vin par jour de façon régulière) associée au THS serait peut-être responsable de ces quelques cas supplémentaires de cancers du sein. En effet, lorsqu'on observe les femmes totalement abstinentes d'alcool, en les comparant à celles qui en font une consommation régulière (un à deux verre de vin par jour, ce n'est pas beaucoup), on note une augmentation du risque de ce cancer parmi les femmes sous THS.

EN BREF

ce qu'il faut retenir

L'augmentation hypothétique des risques de cancer du sein existe peut-être sous THS. Mais elle reste néanmoins exceptionnelle et, de l'avis de tous les responsables de santé des pays occidentaux, ce risque ne saurait entamer la conviction que nous avons à prescrire ce THS tant ses avantages en terme de santé, à court, moyen et long terme sont massifs.

La maladie d'Alzheimer

Cette maladie est particulièrement éprouvante dans la mesure où l'on perd progressivement, mais définitivement, tous ses repères, il s'agit là d'une infirmité suprême qui, malheureusement, aujourd'hui, n'a pas de traitement efficace à 100 %. Il se trouve que cette maladie est deux fois plus fréquente chez les femmes. Nous n'en avons pas encore la preuve scientifique définitive mais il semble bien (car l'ensemble des études épidémiologiques disponibles à ce jour le confirme) que les femmes qui suivent un THS (ou l'ont suivi pendant un minimum de temps) auraient deux fois moins de risques de développer cette maladie que celles n'ayant jamais suivi de THS. Qui plus est, certaines études montrent que chez les femmes déjà atteintes par cette maladie (à vrai dire celles encore modérément atteintes) le risque serait divisé par deux !

Dans un ordre d'idées différent, nous l'avons vu, les estrogènes sont aussi des hormones essentielles au bon fonctionnement de la mémoire à court terme, en agissant sur une structure cérébrale appelée hippocampe : c'est probablement la raison pour laquelle, pour celles d'entre vous qui se plaignent de trous de mémoire, d'incapacité à fixer leur attention au moment de la ménopause, le THS est capable, en l'espace de quelques semaines, de restaurer l'ensemble de vos capacités intellectuelles habituelles.

Les maladies cardiovasculaires

Vous êtes protégée jusqu'à la ménopause d'une augmentation importante de ce que l'on nomme le risque cardiovasculaire. Il s'agit des maladies artérielles majeures, telles que l'infarctus du myocarde (une ou plusieurs artères coronaires se bouchent et cela asphyxie le territoire du cœur irrigué par ces artères), l'accident vasculaire cérébral (même phénomène mais au niveau du cerveau) entraînant alors, par exemple, la classique hémiplégie (paralysie plus ou moins totale d'un côté du corps). De très nombreuses études consacrées à ce risque montrent que vous êtes relativement protégée jusqu'à la ménopause en comparaison de ce qui se passe chez l'homme où les infarctus du myocarde commencent d'être légion à partir de 50 ans. Chez vous, sans THS, il faudra attendre 60-70 ans pour retrouver les mêmes accidents. Nous sommes tous d'accord pour dire que les estrogènes fabriqués par vos ovaires jusqu'à la ménopause sont l'explication de cette protection. Restait à savoir si l'administration d'un THS allait vous permettre de continuer à en bénéficier. Le fait est que, après avoir comparé des milliers de femmes suivant un THS à une quantité équivalente de femmes n'ayant pas suivi de THS, nous sommes aujourd'hui arrivés à la certitude que le THS divisait par deux le risque de faire, un jour, un accident cardiovasculaire. Quand on sait que c'est la première cause de mortalité humaine (y compris chez les femmes) on entrevoit l'intérêt que peut comporter – en terme de santé publique – l'adoption du THS. Comprenons-nous bien : à âge égal (et surtout après 60 ans, époque du début des ennuis cardiovasculaires chez les femmes), celles suivant un THS ont deux fois moins de risques de présenter un accident de ce type que celles n'ayant aucun traitement hormonal.

Qui plus est, quelques études ont comparé des femmes ayant des rétrécissements de leurs artères coronaires et suivant un THS avec des femmes dans la même situation mais n'ayant aucun traitement hormonal. Ces études doivent encore être considérées comme préliminaires, car elles portent sur un petit nombre de cas, mais elles montrent que les femmes suivant un THS ont moins de risques (jusqu'à 70 %) de faire un accident cardiaque que les autres. Mais une étude extrêmement récente, (la HERS), qui a comparé pendant cinq ans des femmes à qui l'on administrait un THS *après qu'elles aient fait un accident cardiaque,* à des femmes dans la même situation mais qui prenait un placebo, n'a pas retrouvé cette protection, et même une légère augmentation du risque dans la première année qui suivait l'accident cardiaque. Si le THS est un bon protecteur contre les maladies cardiovasculaires, on discute encore aujourd'hui de l'intérêt de l'administrer à des femmes venant de déclarer une maladie de leurs artères coronaires.

La raison de la protection artérielle apportée par les estrogènes a plusieurs explications : ces hormones, nous l'avons vu, optimisent les graisses sanguines et en particulier le cholestérol (en augmentant pour les spécialités qui s'administrent par voie orale la fraction HDL – le bon cholestérol), *dilatent* les parois artérielles permettant ainsi un débit sanguin plus important, et ont toutes sortes d'actions favorables au niveau même du tissu constituant la paroi interne des artères.

EN BREF

ce qu'il faut retenir

Le THS confère une protection importante contre les risques cardio-vasculaires, et ce d'autant plus que vous approchez de la période de votre vie où les accidents artériels sont plus fréquents (à partir de 60 ans). Il est probable, mais pas encore certain, que les femmes présentant déjà une maladie coronarienne (avant l'infarctus : par exemple ce que l'on appelle l'angine de poitrine) profitent aussi de l'effet bénéfique dilatateur des estrogènes du THS. En ce qui concerne les femmes ayant déjà présenté un accident cardiaque (infarctus par exemple), il convient probablement de ne pas prescrire de THS lors de la première année qui suit l'accident (celles qui suivaient déjà un THS au moment de l'accident peuvent par contre le continuer).

Les règles

Vous nous demandez toujours, lorsque nous vous proposons un traitement "avec ou sans" règles, ce que cela implique en terme de santé, voire de fécondité. Dans la mesure où j'ai déjà abordé ce thème **page 18**, je répondrai ici de façon assez brève à cette question, en vous affirmant qu'il n'y a ni avantage ni inconvénient à avoir ou ne pas avoir ses règles en suivant un THS, si ce n'est celui d'avoir la satisfaction morale de les avoir ou, au contraire, de ressentir un meilleur confort à ne pas les avoir. Il s'agit donc là d'un problème de choix de confort et non de santé : optez sans hésitation pour la formule qui vous convient le mieux, psychologiquement parlant.

Enfin, je rappelle ici que le THS n'est jamais capable de vous restituer votre fécondité : vous n'avez donc pas de contraception à envisager.

EN BREF

ce qu'il faut retenir

Adopter un THS qui "fait saigner" ou "ne fait pas saigner" votre utérus relève de votre choix personnel. Dans la mesure où vous vous engagez pour un traitement de longue durée, il convient que vous fassiez le meilleur choix de confort de vie vous concernant.

VII

Les risques de la ménopause

La cinquantaine, et au-delà, représente une période de votre vie où vous devenez plus vulnérable aux maladies. Cela ne veut pas dire que vous allez forcément tomber malade, mais il convient, à cet âge, de renforcer encore si possible la surveillance gynécologique dans un but de prévention.

Le cancer du sein

Commence de prendre une certaine envergure. Certes, on rencontre des cancers du sein avant 50 ans, mais il faut bien dire qu'il s'agit là de situations plutôt rares.

Il n'y a pas d'augmentation du risque de cancer du col de l'utérus

Bien au contraire, dans la mesure où cette maladie est le plus souvent transmise sexuellement et que vous êtes – en général – dans une période de votre vie plutôt monogamique sans partenaires multiples, le risque de cancer du col, s'il ne disparaît pas, loin de là, semble moins élevé qu'auparavant.

Le cancer du colon

Il est d'autant plus fréquent que l'on avance en âge. Sont surtout exposées les femmes dont l'hérédité est chargée en ce domaine. Un certain nombre de récepteurs hormonaux à estrogènes existent au niveau des parois du colon. On pense, mais cela n'est pas scientifiquement certain, que les hormones estrogènes pourraient apporter une sorte de protection (non absolue) contre le développement de cette maladie.

Le cancer de l'utérus

En fait de la cavité utérine (nous disons de l'endomètre qui est le terme qui désigne la muqueuse utérine), est une affection plutôt rare à la cinquantaine. Il faut plutôt attendre d'avoir dépassé 60 ans pour être concernée.

Le cancer de l'ovaire

Il a une mauvaise réputation justifiée : son diagnostic est en général tardif en raison de l'impossibilité de le dépister précocément. Le THS n'a aucune influence (positive ou négative) sur ce type de tumeurs. Seule une variété – rare – dite "endométrioïde" peut se "nourrir" du THS (ou de vos propre hormones ovariennes si vous n'êtes pas ménopausée).

Les maladies cardiovasculaires

Vous êtes protégée par vos hormones estrogènes jusqu'au moment où elles viennent à disparaître de votre sang, à la ménopause. Et c'est ainsi que si les hommes commencent très rapidement, entre 50 et 60 ans, d'être confrontés à des accidents tels que l'infarctus du myocarde, vous bénéficiez d'une quinzaine d'années de protection supplémentaire après la ménopause grâce à vos hormones : il faudra attendre le plus souvent 60-65 ans pour que – sans THS – vous commenciez d'être fréquemment atteinte par les maladies cardiovasculaires. Ce sont principalement des accidents vasculaires cérébraux (un caillot bouche une artère du cerveau ou, ce qui revient à peu près au même en ce qui concerne les dégâts, une artère du cerveau cède et cela provoque une hémorragie). Ces accidents sont rares avant 60 ans, mais on peut les rencontrer chez des femmes présentant un certain nombre de facteurs de risques tels que hypertension artérielle, diabète, hypercholestérolémie,

hypertriglycéridémie, antécédents génétiquement transmis.
Quant aux infarctus du myocarde ce sont une ou plusieurs artères coronaires qui se "bouchent" en provoquant une asphyxie parfois mortelle au niveau du muscle cardiaque.

L'hypertension artérielle

Plus de 15 pour le chiffre maximum et plus de 9,5 pour le chiffre minimum de façon permanente, définit l'hypertension artérielle. Il s'agit d'une affection fréquente qui traduit un trouble du contrôle de la régulation de la pression du sang dans les artères : la puissance avec laquelle le muscle cardiaque projette le sang dans les artères. Cette affection est extrêmement banale à la cinquantaine. Il n'en reste pas moins qu'elle peut générer, à la longue, lorsqu'elle n'est pas équilibrée, un risque supplémentaire d'accident cardiaque ou cérébral.

L'insuffisance thyroïdienne

Relativement courante autour de la cinquantaine. Dans la mesure où la glande thyroïde continue plus ou moins de fonctionner, le diagnostic est parfois tardif. La glande thyroïde est située sur le cou, on la voit monter et descendre lorsque vous déglutissez. Attention, ne pas confondre nodule, kyste... de la thyroïde et mauvais fonctionnement hormonal : ces deux problèmes n'ont pas de corrélation. Les raisons du mauvais fonctionnement de la thyroïde sont le plus souvent le fait d'une erreur de notre système immunitaire : l'organisme se met à fabriquer des anticorps dirigés contre lui-même (alors que ces "missiles tueurs" sont censés au contraire le protéger). C'est ce que l'on appelle ici la maladie de Haschimoto.

La baisse de la libido : lorsque c'est hormonal

Vous savez maintenant que la ménopause est le moment de votre vie où les ovaires s'arrêtent de fonctionner ***partiellement*** : si les estrogènes et la progestérone, hormones essentielles de votre cycle, de votre féminité, de votre solidité osseuse, de votre bonne santé cardiovasculaire et cérébrale ont bien disparu de votre sang, une sécrétion d'hormones mâles d'origine ovarienne persiste après la ménopause. Les hormones mâles sont donc encore fabriquées à cette époque de votre vie par les glandes surrénales (dont c'est l'une des grandes spécialités) et par vos ovaires. Ceci contribue au maintien de votre appétit sexuel (libido). N'oublions pas que les hormones mâles sont aussi des hormones anti-fatigue, anti-fonte musculaire.

L'ostéoporose

Les hormones estrogènes vous protègent de la décalcification osseuse (qui peut mener à l'ostéoporose et à des fractures) jusqu'à la ménopause. Ces hormones agissent véritablement en empêchant l'os de se fragiliser. En leur absence (à la ménopause et sans THS), les femmes prédisposées commencent, sans le savoir, (ceci est totalement silencieux) de perdre peu à peu, année après année, de la solidité osseuse. Et ceci peut aller jusqu'aux fractures. L'os est si fragile qu'il se casse soit spontanément, soit lors d'une chute ou d'un traumatisme banal. Les femmes prédisposées sont (cf. p. 178) surtout celles qui ont hérité génétiquement de cette prédisposition, sans oublier les autres qui, pour une raison ou pour une autre, accumulent un certain nombre de facteurs de risques comme une carence calcique alimentaire, un tabagisme, une maigreur extrême, l'absence d'activité physique régulière...

Les "faiblesses du périnée"

Les muscles de votre vulve, qui soutiennent votre vagin, votre rectum, votre vessie... témoignent parfois d'une certaine lassitude qui se traduit par des fuites d'urine soit à l'effort soit par impériosités (impossible de se retenir). La vessie est un organe sensible aux hormones estrogènes (il y a des récepteurs estrogéniques dans ses parois). Le fait d'avoir accouché expose plus souvent aux fuites d'urines à l'effort dans la mesure où les ligaments et les muscles de la région ont été plus ou moins distendus à ce moment-là.

La maladie d'Alzheimer

Rassurez-vous, elle est exceptionnelle autour de la cinquantaine. Il faudra attendre d'avoir dépassé 65 ans pour qu'elle devienne de plus en plus fréquente, et ce jusqu'à atteindre 1 femme sur 5 à l'âge de 85 ans, et 2 sur 5 après 90 ans ! Il s'agit d'une perte progressive et terrible de la mémoire, de la logique, de la notion même de qui l'on est, avec qui l'on vit, à quelle époque... Etant donné la longévité de plus en plus importante des femmes, il s'agit là d'un véritable problème de santé publique, un défi pour le troisième millénaire. Notez que le risque de cette maladie est double chez la femme par rapport à l'homme à âge égal.

VIII

Les examens demandés par le médecin

Ils ont pour
but de dépister
au mieux la majorité
les affections citées
au chapitre précédent.

La mammographie

De quoi s'agit-il ?

C'est l'examen des seins aux rayons X. Il s'effectue avec des appareils qui délivrent un rayonnement extrêmement faible *(low dose)*. C'est dire que, même si vous deviez subir une mammographie tous les trois mois (!), ce qui, je vous rassure, n'aurait aucun sens du point de vue médical, vous n'exposeriez pas vos seins à un quelconque risque.

Pourquoi ?

La mammographie permet de "voir" la glande mammaire, ses multiples enchevêtrements, ses éventuelles anomalies. Il s'agit d'un examen difficile à réaliser si l'on exige une bonne qualité. Il n'est pas si facile à lire dans la mesure où l'on ne radiographie pas un seul tissu (comme l'os du fémur par exemple) mais une multitude d'éléments tissulaires que la radio superpose sur le même plan : la glande mammaire, ses canaux transporteurs de lait, ses vaisseaux sanguins, le tissu conjonctif, le tissu graisseux et enfin la peau. Disons tout de suite que la mammographie donne des images souvent ininterprétables chez les femmes jeunes : la glande et son tissu conjonctif sont si riches, si denses, que la radio obtenue est quasi illisible (tout du moins pour un diagnostic fin). Progressivement, au fil des années, mais ici aussi comme ailleurs, avec des variations individuelles importantes, la glande mammaire va perdre de sa densité, le tissu graisseux va remplacer peu à peu le tissu glandulaire et conjonctif : la radio va donner des images de plus en plus nettes, de plus en plus "lisibles". On dit par exemple que les seins de femme âgée (par exemple après 70 ans) sont "radio transparents", c'est-à-dire que la glande ayant totalement disparu on ne radiographie pratiquement que de la graisse et on y lit alors "comme en plein jour" en contraste, par exemple, avec les images obtenues chez une jeune fille de 18 ans. Bien entendu la mammographie est demandée systématiquement devant toute découverte d'une anomalie du sein (nodules, rétraction du mamelon...). Mais le plus souvent, dans le cadre du suivi du THS, cette radio vous est demandée de façon ***totalement systématique*** en l'absence de toute anomalie clinique décelée. Que cherchons-nous ? De mini-anomalies qui pourraient témoigner d'un processus cancéreux encore très discret précédant l'éclosion évidente du cancer proprement dit. La mammographie ouvre en particulier la chasse aux "microcalcifications", ces ponctuations claires de la taille d'un grain de sable qui le plus souvent ne témoignent d'aucune pathologie particulière de vos seins mais qui, parfois, inaugurent un tout petit cancer en formation. Il est évident que la mammographie est ici "reine" dans le dépistage de ces infimes anomalies : inutile d'attendre de l'examen clinique ou de la palpation de vos seins par vous-même ou votre médecin un quelconque renseignement à ce stade, il n'y a pas de boules perceptibles. Dans le même ordre d'idée, sachez que tout nodule dont le diamètre est inférieur à 1 cm est pratiquement indécelable à la palpation. La mammographie a donc pour objectif de sonner l'alerte alors que le cancer est peut-être déjà là en puissance, mais à un stade où on pourra avoir l'ambition de vous guérir à 100 % avec les traitements les moins agressifs possibles. On estime qu'une mammographie tous les deux ans suffit, en l'absence de risques particuliers. Tous les ans, si vous présentez un risque personnel important (cancer du sein familial par exemple).

Comment ?

Le sein est doucement placé entre la plaque de radio (froide) et un élément qui va le presser "gentiment", de telle manière que la radio puisse être prise. C'est la raison pour laquelle il convient de ne pas faire cet examen dans les périodes du cycle où les seins sont tendus et douloureux mais, au contraire, dans la période qui suit les règles.

L'échographie mammaire

De quoi s'agit-il ?

C'est un examen effectué grâce à une sonde qui, par émission d'ultrasons, donne des images très intéressantes dans la mesure où la mammographie, parfois, ne parvient pas à donner des images suffisamment parlantes (seins denses et "jeunes" par exemple).

Pourquoi ?

Il n'est pas question de la substituer à la mammographie, dont elle ne peut en aucun cas remplacer l'efficacité. Elle lui est par contre complémentaire, pour définir par exemple si un nodule est "plein" (non liquidien) ou s'il s'agit d'un kyste (boule remplie de liquide). Elle donne, dans certains cas particuliers, des renseignements fort intéressants. Mais elle n'a aucun intérêt lorsque les seins sont "radio transparents" (composés en majeure partie de graisse) dans la mesure où la mammographie se suffit à elle-même. Notez que les kystes mammaires (poches liquidiennes) ne sont jamais des cancers, au contraire des nodules "pleins" qui peuvent être soit bénins, soit cancéreux.

Comment ?

Après avoir mis du gel (pour "faire contact") sur la peau de votre sein, le médecin y promène doucement une sonde qui émet des ultrasons et recueille les images internes de votre sein sur son écran.

Les dosages hormonaux

De quoi s'agit-il ?

Ils permettent de doser dans le sang les différentes hormones qui y circulent.

Pourquoi ?

Pour tenter de se faire une idée de la situation des différentes glandes dont on dose les hormones. Par exemple le dosage de l'estradiol (E2) et de la progestérone renseigne sur l'activité des ovaires. Le dosage de la TSH ultrasensible donne un bon reflet du fonctionnement de la thyroïde. On peut aussi doser les hormones mâles (testostérone, DHEA, etc.).

Comment ?

C'est une simple prise de sang qui peut avoir lieu à n'importe quel moment de la journée, que l'on soit ou non à jeun. Le résultat est en général donné dans les 24 à 48 heures.

A quel rythme ?

Les dosages hormonaux concernant le fonctionnement ovarien sont sans intérêt à la ménopause. En effet, celle-ci est caractérisée par l'arrêt de fonctionnement des ovaires. Les dosages hormonaux effectués ne pourraient donc que confirmer une situation qui n'échappe à personne. D'où leur totale inutilité (j'insiste). Le dosage de la TSH ultrasensible, en l'absence d'insuffisance thyroïdienne (cf. p. 50), après être revenu une première fois normal, ne devrait pas être redemandé.

Le dosage des hormones émises par les autres glandes de l'organisme sont de pratique exceptionnelle lors de la ménopause. Pour mémoire (eu égard à leur inutilité) l'estradiol (E2) est inférieur à 20 picogrammes par millilitre (c'est l'une des hormones fabriquées par les ovaires qui est ici éffondrée), la FSH est supérieure à 15-20 milli unités internationales (il s'agit de l'ordre de fonctionnement émis par la glande hypophyse en direction des ovaires : ceux-ci ne répondant pas, la FSH atteint des "sommets"), la progestérone est indosable (c'est l'hormone de l'ovulation qui n'existe plus à la ménopause).

Les autres dosages

Lesquels ?

Ce sont principalement les dosages classiques de glycémie à jeun, de cholestérol total (avec HDL cholestérol), les triglycérides, éventuellement la numération formule sanguine.

Pourquoi ?

Il s'agit de dépister les fréquentes hausses de cholestérol, les possibles élévations des triglycérides (qui sont des graisses sanguines comme le cholestérol) et dont l'augmentation représente un facteur de risque cardiovasculaire), les éventuels prédiabètes.

Comment ?

Par une prise de sang qui doit être effectuée à jeun. Les résultats peuvent être donnés dans la journée.

A quel rythme ?

En l'absence d'anomalies lors du premier dosage, un prélèvement tous les deux ou trois ans semble être raisonnable.

Les frottis du col

De quoi s'agit-il ?

Le médecin prélève des cellules du col de l'utérus, ainsi que de son canal, afin de les analyser.

Pourquoi ?

Certaines anomalies des cellules du col de l'utérus peuvent donner l'alerte quant à une éventuelle transformation en précancer du col dans les mois ou années qui suivent. Il s'agit donc d'un examen de dépistage particulièrement précieux, puisqu'il permet au médecin d'intervenir *avant même* qu'un cancer ne survienne.

Comment ?

Le médecin prélève avec un "petit balai" en plastique souple des cellules qu'il étale sur une ou des lames de verre. Une variante récente : les frottis en "phase liquide". Il s'agit de placer les cellules, non plus sur une lame de verre, mais dans un liquide spécifique. Cette nouvelle manière de faire augmente encore la précision de l'examen.

A quel rythme ?

Tous les 12 à 18 mois est un rythme très raisonnable

L'hystérographie

De quoi s'agit-il ?

C'est l'opacification par un liquide iodé radio opaque de la cavité utérine et éventuellement des trompes (les renseignements concernant celles-ci n'ont guère d'intérêt dans le contexte de la ménopause).

Pourquoi ?

C'est l'un des deux examens "rois" qui renseignent au plus près sur la conformation intérieure de la cavité utérine : y-a-t-il un fibrome, des polypes, une endométriose (toutes anomalies bénignes) ou plus rarement un cancer de l'utérus ?

Comment ?

Après avoir placé un spéculum, le médecin introduit une fine canule dans le col puis, à très faible pression et doucement, injecte le liquide iodé dans la cavité utérine.

Des radios sont prises aux différents temps de remplissage de la cavité, puis à ceux de l'évacuation du produit.

En l'absence de difficultés de mise en place de la canule (cas le plus

fréquent), l'examen dure 5 à 8 minutes, grand maximum.
Il n'est pas douloureux s'il est correctement fait et peut être qualifié de simplement "désagréable".
Il a lieu chez le radiologue et non pas chez le gynécologue.
Une fois l'examen effectué, vous pouvez retourner à vos occupations habituelles.

A quel rythme ?

Cet examen n'est absolument pas systématique et ne doit être mis en œuvre que si vos symptômes évoquent une anomalie de la cavité utérine : en particulier des saignements (cf. p 104).
On peut estimer qu'au cours de leur ménopause, la majorité des femmes n'auront pas à subir cet examen.

L'hystéroscopie

De quoi s'agit-il ?

Le médecin, le plus souvent dans le cabinet de consultation même, introduit dans la cavité utérine un tube très fin muni d'un optique et d'une lumière : l'hystéroscope.

Pourquoi ?

Pour les mêmes raisons que celles qui motivent une hystérographie.

Comment ?

En quelques minutes, sans anesthésie générale, le médecin visualise la cavité utérine, en prend éventuellement des photos polaroïd en couleur, et surtout – fait marquant par rapport à l'hystérographie – pratique un éventuel prélèvement sur la cavité utérine. Prélèvement qui sera ensuite envoyé au laboratoire d'analyses.

A quel rythme ?

Comme l'hystérographie, pas question d'envisager l'examen de façon systématique mais seulement en cas de symptôme d'alerte.

L'échographie pelvienne

De quoi s'agit-il ?

L'échographie visualise, permet de mesurer, apprécie la consistance même de certains organes situés dans votre bas-ventre : l'utérus et les ovaires principalement, la vessie.

Pourquoi ?

L'échographie est utile pour préciser les éventuelles anomalies perçues au toucher vaginal, c'est-à-dire à l'examen clinique de votre médecin.
Il peut aussi s'avérer intéressant dans un but de dépistage d'anomalies ovariennes telles que kystes (dont on suit ensuite l'évolution) ou utérines, le plus souvent un ou des fibromes.
Le dépistage des anomalies cancéreuses des ovaires n'est pas, à ce jour, assuré de façon brillante par cet examen. On s'en contente faute de mieux.

Comment ?

Tout comme pour l'échographie des seins, le médecin étale sur votre bas-ventre un gel qui fait contact avec la sonde d'échographie qui, selon les positions qu'il lui imprime, lui permet de visualiser l'utérus et les ovaires. Il peut alors les mesurer, en apprécier la régularité, noter tous les détails de leur morphologie.

L'examen est souvent complété par ce que l'on appelle une échographie endovaginale : la sonde est alors introduite dans votre vagin et placée tout contre le col de l'utérus. Cette variante permet d'avoir une visualisation particulièrement nette de la conformation des ovaires par exemple.

Il s'agit d'un examen totalement indolore dont la durée peut atteindre 10 à 20 minutes selon votre corpulence (l'examen est difficile si vous êtes obèse), la nature d'éventuelles anomalies détectées.

A quel rythme ?

Certains médecins prescrivent une échographie systématique pour avoir un document de référence en début de ménopause, puis ne le renouvelle qu'en cas d'anomalies constatées ultérieurement à l'examen clinique. D'autres vous la demandent régulièrement tous les deux à trois ans. L'échographie peut aussi être un élément de surveillance d'une anomalie diagnostiquée comme un fibrome de l'utérus, et dès lors, selon les cas, peut être demandée tous les 6 à 24 ou 36 mois.

S'il y a un doute sur une éventuelle prédisposition génétique au cancer de l'ovaire (nombreux cancers familiaux de ce type) une échographie annuelle peut être systématiquement prescrite.

Les marqueurs tumoraux

De quoi s'agit-il ?

Ce sont des substances protéiques qui s'élèvent dans le sang lors de certaines maladies bénignes, mais aussi, principalement, de cancers. Les marqueurs tumoraux ne sont cependant pas spécifiques : une élévation ne veut certainement pas dire "cancer". Mais, selon le contexte, ce dosage peut donner une information au médecin. Il s'agit par exemple pour le cancer du sein du CA 125 et pour le cancer de l'ovaire du CA 15-3, pour le cancer de la prostate des PSA.

Pourquoi ?

Les marqueurs tumoraux sont demandés, soit lorsqu'on désire obtenir le maximum d'informations sur un cancer débutant, en particulier de l'ovaire ou de la prostate, soit lorsqu'on veut être informé d'une éventuelle récidive (le CA 125 pour le cancer du sein).

Comment ?

Il s'agit d'une simple prise de sang. Vous n'avez pas besoin d'être à jeun au moment du prélèvement.

A quel rythme ?

Les marqueurs tumoraux ne sont jamais demandés de façon systématique à toutes les femmes.

Les marqueurs tumoraux du cancer de l'ovaire sont souvent demandés lorsqu'on désire un dépistage en raison d'une prédisposition génétique connue (la maman, la tante, la sœur... ont eu un cancer de l'ovaire). Ils sont alors effectués une fois par an, avec l'échographie ovarienne. Le dépistage de ce cancer, s'il n'est pas d'une très grande efficacité, a au moins le mérite d'exister.

Les marqueurs tumoraux du cancer du sein ne sont en général demandés que dans les suites d'un cancer du sein guéri, dans le cadre du bilan annuel.

La coloscopie

De quoi s'agit-il ?

Le médecin introduit par l'anus une sorte de long tuyau optique éclairé qui lui permet d'explorer toutes les parois intérieures du gros colon.

Pourquoi ?

On recherche les polypes bénins qui pourraient devenir cancéreux. Elle est effectuée soit de façon systématique à partir de 50 ans ans, soit, surtout, chez celles et ceux ayant des antécédents familiaux de cancers du colon.

Cet examen exerce une véritable prévention contre ce cancer dans la mesure où les polypes bénins repérés vont pouvoir être retirés, et leur transformation éventuelle cancéreuse ainsi empêchée.

Comment ?

Sous anesthésie générale.

A quel rythme ?

Selon les cas, tous les 2 à 5 ans.

La densitométrie osseuse

De quoi s'agit-il ?

D'un examen sous rayons X qui permet de calculer très exactement la dureté de l'os (sa densité) en différents points choisis : habituellement les vertèbres lombaires, la tête du fémur, l'avant-bras et aussi parfois le calcanéum (un os du talon).

Pourquoi ?

Cet examen est pratiqué à chaque fois que l'on désire connaître votre "capital osseux". En bref, pour savoir si votre squelette est "solide, standard ou fragile". Cet examen est aussi pratiqué pour suivre l'évolution d'un éventuel traitement de prévention contre l'ostéoporose.

Comment ?

Vous êtes allongée sur une table et un tube à rayons X évolue au-dessus de vous sans vous toucher, sans qu'il y ait eu la moindre injection. L'examen dure de 15 à 25 minutes. On aura compris qu'il est totalement indolore. Le rayonnement X subi est inférieur à celui d'une radio des poumons.

A quel rythme ?

La densitométrie n'est pas un examen prescrit de façon systématique.Selon les cas, s'il est demandé de façon répétée, il pourra l'être tous les 2 à 5 ans.

Les marqueurs osseux

De quoi s'agit-il ?

Ce sont des substances sanguines témoignant de la destruction ou de la reconstruction de l'os.

Pourquoi ?

Normalement ces marqueurs sont "à égalité" : l'os se reconstruit au même rythme qu'il se détruit et sa dureté est alors dite "stable". Les marqueurs le plus souvent demandés sont l'Osteocalcine et les " CrossLaps ". Ces marqueurs donnent des résultats plus rapides que la densitométrie mais leur utilisation n'est pas encore complètement validée sur le plan scientifique.

Comment ?

Par simple prise de sang, le matin à jeun.

A quel rythme ?

Jamais systématiquement demandé mais, selon le contexte, une fois pour toutes ou plusieurs fois par an. Les informations fournies conduisent, avec la densitométrie osseuse (cf. p.169) à nous renseigner sur votre situation osseuse.

Le bilan urodynamique

De quoi s'agit-il ?

Cet examen réalise un véritable "audit" de votre vessie

Pourquoi ?

Le bilan urodynamique est prescrit à chaque fois que l'on veut se faire une idée du "pourquoi" et du "comment" du mauvais fonctionnement de votre vessie qui aboutit à des fuites urinaires (cf. p. 44).

Comment ?

L'examen dure environ 20 minutes et consiste à tester le *débit* de vos urines, la *capacité de remplissage* de votre vessie, la *force du sphincter* de votre vessie et la façon dont il se comporte lorsque vous toussez.
A l'issue de cet examen, on apprécie mieux "l'éventuelle nervosité" de votre vessie concourant à des envies impérieuses et irrésistibles, la possible insuffisance de votre sphincter, la façon dont votre vessie commande de se fermer ou non à votre sphincter.

A quel rythme ?

Jamais systématiquement. Mais il peut être demandé plusieurs fois afin de suivre l'évolution des capacités de votre vessie dans le temps et après traitements.

L'évaluation des fonctions cognitives

De quoi s'agit-il ?

D'une exploration de vos capacité intellectuelles par des tests variés (réponses à des questions, jeux tests mettant votre mémoire à court terme sur la sellette, appréciation de votre logique...).

Pourquoi ?

Ces tests font le point sur vos capacités de raisonnement, de mémorisation, de logique, lorsqu'on constate des symptômes qui pourraient évoquer un certain nombre de maladies neurologiques, dont la plus tristement célèbre est celle d'Alzheimer.

C'est souvent aussi parce que, ayant été sensibilisée par cette maladie contractée par l'un de vos proches, vous voulez être rassurée quant à vos éventuels "trous de mémoire" qui sont d'une banalité extrême dans le cadre de la ménopause (cf. p. 53).

Comment ?

En vous soumettant à une batterie de tests dont le plus célèbre est le MMS (Mini Mental Score).
Ces tests sont pratiqués par ce que

l'on appelle des psycho-neuro-techniciens.

L'ensemble des tests dure souvent plus d'une heure.

A quel rythme ?

On aura compris que ces tests ne sont jamais systématiquement demandés dans le cadre d'une consultation de ménopause de la cinquantaine.

Lorsqu'ils sont prescrits, ils sont ensuite répétés à un rythme qu'il appartient aux neurologues de déterminer. Et seulement si des anomalies franches ont été révélées à cette occasion.

EN BREF

ce qu'il faut retenir

Les examens pratiqués de façon systématique au moment de la ménopause sont relativement restreints. La médicalisation qu'ils entraînent est franchement faible. Seul le frottis de dépistage, la mammographie figurent parmi les obligatoires.

La plupart des autres examens cités plus haut ne sont jamais effectués, ou de façon extrêmement ponctuelle et selon les circonstances. Le THS est un traitement peu médicalisant qui ressemble plutôt à la routine gynécologique à laquelle la plupart des femmes du Baby Boom (nées après la guerre) se sont soumises tout au long de leur vie. Tous ces examens, sauf la densitométrie (ce qui est en soi un scandale), sont remboursés par la Sécurité sociale.

IX
L'ostéoporose

L'ostéoporose est une maladie osseuse qui provoque bien des souffrances et – c'est moins connu – bien des décès. Douleurs, handicap, médicalisation extrême, nombre incalculable de médicaments antidouleurs, anti-inflammatoires, marginalisation sociale, interventions chirurgicales... voilà en bref les dégâts de cette maladie qui touche principalement les femmes.

On estime que, chaque année en France, 35 000 poignets se cassent, 80 000 vertèbres se tassent et que 600 000 cols du fémur se fracturent dans le cadre de cette maladie. La "facture" sociale et médicale totale de l'ostéoporose représente une somme évaluée à quelque cent milliards de francs par an ! Un million de femmes sont aujourd'hui atteintes de fractures d'origine ostéoporotique dans notre pays !

Les faits

L'ostéoporose est une maladie fréquente qui touche de préférence le sexe féminin. Ce sont les hormones sexuelles, estrogènes chez les femmes, testostérones chez l'homme, qui protègent l'os de la décalcification progressive qui aboutit à ce que l'on appelle "l'os de verre" pour signifier sa fragilité.

A la ménopause, les hormones estrogènes disparaissent et – seulement pour les femmes prédisposées – l'os commence d'accélérer sa décalcification. Il faudra cependant quelques années (entre 2 et 5, mais jusqu'à 20-25 ans) pour que la fragilité osseuse soit telle qu'apparaisent des fractures qui représentent la complication redoutable de cette maladie.

La définition de l'ostéoporose est aujourd'hui donnée par l'OMS en fonction des résultats de la densitométrie osseuse (l'examen qui permet d'évaluer la solidité de votre squelette). Si vous avez les résultats d'une ostéodensitométrie devant les yeux reportez-vous à la colonne du T Score : il compare vos résultats personnels avec les chiffres moyens habituellement retrouvés chez les femmes de 25 ans. Si votre T Score est égal à 0, voire positif, bravo ! Votre squelette est aussi solide que celui d'une jeune femme de 25 ans. Entre 0 et -1, pas de problème particulier entre -1,5 et -2,5 nous parlons d'ostéopénie (diminution de votre solidité osseuse). A partir de -2,5 et au-dessous, nous atteignons ***l'ostéoporose maladie.***

Si vous vous reportez à la colonne Z Score, vous voici comparée aux chiffres habituellement retrouvés chez les femmes ayant le même âge que vous.

Seules 30 à 50 % des femmes feront connaissance avec cette maladie : elle n'est absolument pas inéluctable, même sans THS, et tout dépend de votre individualité (votre mode de vie, votre génétique, etc.).

▮ Les symptômes sont extraordinairement absents : ne comptez sur aucune douleur, aucun signe de reconnaissance, et en particulier (cf. p. 29) les douleurs articulaires et musculaires que vous êtes parfois amenées à ressentir au moment de la ménopause qui n'ont strictement rien à voir avec le processus de cette maladie. On a parlé à juste titre d'"épidémie silencieuse".

▮ Ne comptez pas non plus en faire le diagnostic avec une simple radio de vos vertèbres ou de votre squelette en général : l'ostéodensitométrie est seule capable de véritablement nous donner des informations précises sur votre situation particulière. Bien entendu, lorsque les fractures surviennent (tassement de vertèbres, fractures de l'avant-bras...), les douleurs sont alors particulièrement vives, chroniques du fait de la très mauvaise consolidation osseuse, et le handicap est alors important.

▮ Nous nous constituons tous, à l'adolescence, ce que l'on pourrait appeler un "capital" osseux. En effet, notre masse osseuse augmente de 8 % par an jusqu'à la puberté et subit ensuite une très nette accélération. Une fois l'âge adulte atteint, notre " situation osseuse "(par analogie à une situation bancaire) restera relativement stable. Vers 40-45 ans, le capital osseux va s'effriter de façon très discrète (3 % en 10 ans). Ce n'est qu'à 50 ans que la différence entre les hommes et les femmes va se marquer : les hommes continueront de perdre environ 3 % de leur masse osseuse en 10 ans, tandis que vous pouvez – pour certaines – perdre jusqu'à 2 à 3 % *par an* !
Les fractures sont susceptibles de se produire dès lors que l'os a perdu 30 à 40 % de sa consistance. Ce sont d'abord les vertèbres lombaires qui sont menacées, puis, quelques années plus tard, éventuellement ce que l'on appelle les "os longs" : c'est la classique fracture du col du fémur.

▮ Etant donné que la vitesse

maximale de la perte osseuse annuelle s'établit autour de 2 à 3 % (c'est-à-dire une vitesse extrêmement lente, fort heureusement) il est inutile de reproduire les examens densitométriques à des intervalles qui seraient inférieurs à 2 ans. Enfin, il convient de toujours choisir la même machine, voire le même opérateur, sous peine d'avoir une impossibilité totale de comparer les examens et donc de pouvoir suivre votre évolution osseuse (après un traitement prescrit pour cette raison en particulier).

Cet examen n'est toujours pas remboursé par la Sécurité sociale, ce qui est dénoncé par la majorité des médecins concernés comme un scandale. (Les prix pratiqués sont compris entre 200 et 800 F, voire plus).

▪ De nombreuses circonstances justifient la densitométrie, parmi elles : vous faites partie des femmes considérées à risque ; vous ne souhaitez pas utiliser un THS mais vous vous inquiétez de l'éventuel impact de cette abstention thérapeutique sur votre squelette ; vous avez dépassé depuis longtemps l'âge de la ménopause et n'avez jamais suivi de THS, et à présent vous vous inquiétez pour votre avenir osseux ; lors d'un premier examen on a détecté une certaine pauvreté osseuse, voire déjà une ostéoporose selon la définition de l'OMS, et des traitements ayant été mis en route (THS en particulier) on veut savoir si la situation est stabilisée, voire améliorée, etc.

▪ Un examen en cours d'évaluation scientifique : les marqueurs osseux. Ceux-ci évaluent l'activité des cellules *destructrices* de l'os (ostéoclastes) et des cellules *constructrices* (ostéoblastes).

Les causes

L'os est un tissu vivant en perpétuel renouvellement. Ses cellules constructrices s'appellent ostéoblastes. Celles qui le détruisent s'appellent ostéoclastes. Les ostéoclastes, telles des "taupes", creusent en permanence des galeries que les ostéoblastes rebouchent tout à fait consciencieusement. Il suffit que l'équilibre entre les ostéoblastes et les ostéoclastes soit rompu, et en particulier que les ostéoclastes deviennent beaucoup plus actifs que les ostéoblastes, pour que progressivement l'os se fragilise. Ces cellules osseuses, responsables de la construction permanente de votre squelette, sont entre autres très dépendantes des estrogènes.

D'autres hormones, telle la calcitonine, d'origine thyroïdienne, jouent ici aussi un rôle fondamental. La calcitonine s'oppose en effet à la destruction osseuse tout comme les estrogènes. Par contre les hormones corticoïdes (fabriquées par les glandes surrénales) contribuent, elles, au contraire, à la destruction de votre squelette. Lors de la ménopause, la disparition des estrogènes va rompre ce bel équilibre.

Les facteurs génétiques sont les plus importants : "regardez votre mère et les femmes de votre famille". Si elles connaissent l'ostéoporose vous risquez fort d'être vous-même concernée. Et en effet, les femmes qui ne suivent aucun THS et vivent jusqu'à 80 ans et au-delà sans aucune fracture ostéoporotique, peuvent remercier leur mère et leur père. La protection dont elles ont bénéficié est d'origine génétique. Dans le même ordre d'idée, la race blanche semble la plus exposée à cette maladie : la race noire en particulier est très protégée de l'évolution vers la maladie ostéoporose.

Les femmes présentant une ménopause tardive sont moins exposées que les autres à une ostéoporose dans la mesure où elles ont été protégées par leurs hormones estrogènes pendant plus longtemps que celles ayant eu le malheur d'avoir une ménopause précoce. Ces dernières sont particulièrement menacées par la maladie.

▮ L'obésité peut protéger de façon relativement efficace contre l'ostéoporose dans la mesure où la graisse est un tissu qui sait fabriquer "un peu" d'hormones estrogènes, même après la ménopause. Elle sait en effet transformer les hormones mâles issues des glandes surrénales en *authentiques estrogènes*. C'est la raison pour laquelle les obèses ont une symptomatologie de la ménopause en général beaucoup moins marquée que les autres femmes. On aura compris que les femmes maigres sont considérées comme des femmes plus à risques que les autres.

▮ La façon dont vous vous êtes alimentée, surtout au cours de votre adolescence, est un élément à prendre très au sérieux : c'est à cette époque de votre vie que vous avez constitué votre "capital osseux". Les femmes qui ont connu les grandes privations de la dernière guerre, et qui ont maintenant plus de 60 ans, représentent sans doute une population encore plus à risques en raison de ce facteur nutritionnel. La quantité de calcium (trouvé principalement dans tous les produits dérivés du lait) que vous avez absorbée à ce moment précis de votre vie détermine en partie la richesse de votre capital osseux.

▮ Trop d'alcool, trop de café a un rôle indéniable dans l'apparition de l'ostéoporose.

▮ Le tabagisme est lui aussi un facteur de risques très important d'ostéoporose. Nous savons que nombre de molécules chimiques inhalées avec la fumée sont capables de détruire, de rendre moins efficaces les hormones estrogènes. En d'autres termes, les femmes qui fument beaucoup sont soumises à une imprégnation estrogénique moins importante que si elles ne fumaient pas. Ce "régime" hypo-estrogénique poursuivi parfois pendant toute une vie de tabagisme contribue à "casser" peu à peu votre solidité osseuse.

▪ Paresseuses, prenez garde ! La sédentarité est un facteur favorisant la maladie ostéoporose. Les exercices physiques, le sport, la mobilisation des muscles agit véritablement comme une invitation aux ostéoblastes (cellules constructrices de l'os) à accélérer leur travail en même temps que les ostéoclastes sont invités, eux, à modérer leurs efforts ! Mais attention, cette activité doit être régulière et raisonnable : les sportives de très haut niveau peuvent très paradoxalement être atteintes d'ostéoporose dans la mesure où les exercices violents sont susceptibles de provoquer un arrêt de fonctionnement des ovaires : et sans estrogènes, l'os dépérit.

▪ Certains médicaments, surtout lorsqu'ils sont pris au long cours, peuvent favoriser un développement de la maladie : l'ingestion de médicaments corticoïdes est un facteur de risques à prendre au sérieux (asthme, péri-arthrite rhumatoïde, maladies allergiques graves...).

▪ Toutes les situations d'absence prolongée de vos règles (plus d'un an) durant votre vie constitue un facteur de risque : dès lors que les estrogènes viennent à manquer dans votre sang, excepté si vous bénéficiez d'une protection génétique "en béton", votre os en profite pour se décalcifier. Il en est ainsi des femmes ayant eu des amaigrissements prolongés (anorexies par exemple) ou de celles ayant subi une ovariectomie (ablation des ovaires) non compensée par un THS.

▪ Certaines maladies hormonales touchant la glande thyroïde ou encore les glandes corticosurrénales ou les glandes parathyroïdes peuvent provoquer une perte osseuse dans la mesure où elles ne sont pas substituées par un traitement hormonal adéquat.

En fin de compte, c'est de l'imbrication de ces différents facteurs de risques que dépend votre éventuelle vulnérabilité osseuse. De tous, le plus important est, de loin, le facteur génétique sur lequel nous n'avons - à ce jour tout du moins - aucune prise. Il n'en reste pas moins que la connaissance d'ensemble de ces facteurs de risques est importante pour orienter vers un THS si on en présente plusieurs à la fois et que l'examen d'ostéodensitométrie confirme un capital osseux pour le moins médiocre.

Un examen fondamental : l'ostéodensitométrie ou densitométrie osseuse (cf. p. 169). C'est la véritable façon de savoir si l'on est à risque ou non pour la maladie ostéoporose. En effet, vous pouvez parfaitement cumuler un certain nombre de facteurs de risques mais être complètement protégée par une génétique favorable ou, au contraire, ne pas être - à priori - très exposée à l'ostéoporose mais avoir hérité de vos parents une prédisposition à la décalcification osseuse. L'examen se passe en général dans un centre de radiologie. Etant donné que les standards d'évaluation et d'interprétation des résultats ne sont pas encore uniformisés, il convient, dans la mesure du possible, de vous rendre chez le praticien indiqué expressément par votre médecin prescripteur. Cet examen est absolument indolore et ne comporte aucune préparation, aucune injection de quelque produit que ce soit, aucune manipulation particulière. Vous êtes tout simplement allongée sur le dos et attendez que la machine fasse son travail dans l'espace des 15 à 20 minutes. On s'intéresse à trois sites osseux spécifiques : les vertèbres lombaires (L1 à L4 = lombaire 1 à lombaire 4) dont la machine fait aussi la moyenne (L1-L4) ; le fémur est en général apprécié selon trois mesures : la densité du col du fémur (lieu de prédilection des fractures), celle du triangle de Ward (la zone la plus fragile du fémur) densité totale qui est la moyenne de ces différentes mesures. Enfin, l'avant-bras (les fractures du poignet sont assez fréquentes dans cette maladie). Les résultats sont donnés en T Scores et Z Scores. Le T Score (cf. p. 178) vous compare, en un point donné de votre squelette, à la densité d'une femme dont l'âge est de 25 ans. Le Z Score vous compare, lui, en ce même point osseux, à une femme du même âge que vous.

- L'ostéoporose maladie est définie par l'OMS pour une densité osseuse qui est inférieure à -2,5 DS. On parle d'ostéopénie lorsque le résultat du T Score est compris entre -1 et -2,5 déviation standard.

Les traitements

Ce sont **les estrogènes** qui ont démontré leur efficacité quant à la prévention de la perte osseuse. Tous les estrogènes ne sont pas égaux face à cette prévention : un estrogène peu utilisé (l'estriol) n'a aucune ambition de protection osseuse. En France, nous restons très fidèles à l'estrogène 17 bêta estradiol ou valérate d'estradiol. Mais ailleurs en Europe (en Suisse, en Belgique, en Grande Bretagne, en Italie) on préfère les estrogènes extraits d'urine de juments gravides, le Prémarin®. Il faut savoir que l'estrogène présente dans toutes les pilules contraceptives, à savoir l'ethnylestradiol, est lui aussi très efficace à protéger l'os, mais il n'est évidemment pas de mise dans la constitution d'un THS. Cela explique que les femmes ayant longtemps pris la pilule sont moins sujettes à l'ostéoporose que celles qui ne l'ont jamais prise.
La quantité d'estrogènes nécessaire est un point important à considérer : il existe pour chaque femme une posologie au-dessous de laquelle il ne faut pas compter sur une quelconque protection. Mais il y a, là comme ailleurs, une grande variabilité, et telle femme qui

sera par exemple bien protégée par deux pressions d'Œstrodose® ne le sera pas pour une pression d'Œstrodose® et inversement.

▮ Ces estrogènes sont bien évidemment prescrits dans le cadre d'un THS, c'est-à-dire toujours associés à de la progestérone ou des progestatifs chez les femmes qui ont encore leur utérus à ce moment de leur vie (c'est-à-dire pour plus de 80 % des Françaises). Dès lors que le THS est arrêté, la fuite osseuse recommence.

Il n'est jamais trop tard pour entreprendre un THS dans ce contexte : quel que soit l'âge auquel le traitement hormonal sera débuté, il arrêtera la fuite.

On peut certes stopper la fuite osseuse par l'administration d'un THS mais on ne peut espérer plus de 2 à 8 % de reconstruction osseuse grâce à ce traitement (ce qui n'est déjà pas si mal).

Les estrogènes agissent en diminuant considérablement l'activité des cellules destructrices de l'os, les ostéoclastes. Il se pourrait aussi qu'ils agissent en stimulant les ostéoblastes (action mineure).

▮ Les estrogènes peuvent être complétés, voire lorsqu'il y a contre-indication remplacés, par d'autres thérapeutiques dont l'activité est aujourd'hui bien documentée :

▮ **Les biphosphonates**, médicaments non hormonaux qui affichent les mêmes ambitions de protection osseuse que les estrogènes. Ils diminuent la destruction osseuse en empêchant les ostéoclastes "destructeurs" d'os d'agir. Il existe aujourd'hui deux spécialités disponibles : le Didronel® 400 et le Fosamax®. Le Didronel® 400 est un médicament extrêmement bien toléré que l'on prend par cures de deux semaines tous les trois mois pendant plusieurs années. On lui associe en général du calcium et de la vitamine D qui seront administrés dans l'intervalle des cures de Didronel® 400. Pas d'effets secondaires marquants. Peu de contre-indications. Le Fosamax®, d'apparition plus récente, s'administre à la posologie de 1 comprimé par jour. Étant donné les risques d'inflammation de l'œsophage, ce médicament doit être avalé debout...

Le raloxifène (Evista®). Ce médicament fait partie de ce que l'on appelle les "S.E.R.M." (Selectives Estrogens Receptors Modulators). Il s'agit d'hormones très différentes de celles habituellement utilisées puisque, selon les récepteurs et les endroits du corps où elles vont agir, elles auront soit un *effet estrogénique* soit un effet *anti-estrogénique*. Ainsi le raloxifène a un effet anti-estrogénique sur les seins et l'utérus. Au contraire, un effet estrogénique sur l'os. C'est la raison pour laquelle Evista® peut être prescrit lorsque l'on veut prévenir les fractures ostéoporotiques. Du fait de ses propriétés anti-estrogènes sur l'utérus il n'y a jamais de règles ni de stimulations quelconques de l'utérus sous l'Evista®. En ce qui concerne les seins, ses activités anti-estrogéniques expliquent sans doute que les premières études à grande échelle ont démontré un risque spontané de cancer du sein diminué dans des proportions de 70 %. Par contre, il convient de respecter les mêmes précautions qu'avec les estrogènes en cas de problèmes de coagulation sanguine (phlébite, thrombose artérielle...). Un inconvénient : Evista® n'a aucun effet positif sur toute la symptomatologie de la ménopause (bouffées de chaleur, sécheresse vaginale, insomnie...), ce qui explique son indication réservée à la prévention des fractures ostéoporotiques et que ce médicament ne peut rivaliser avec le THS dans la restauration de votre qualité de vie. La posologie est simple : 1 comprimé par jour.

Les phyto-estrogènes. Il s'agit de molécules présentes dans un grand nombre de plantes (pamplemousses, thé, légumineuses...) et en particulier le soja. Les phyto-estrogènes les mieux étudiés se nomment les isoflavones. Bien que ces molécules estrogéniques végétales ne fassent pas partie des S.E.R.M., elles se comportent un peu de la même façon : les isoflavones de soja sont estrogéniques sur certains des symptômes de la ménopause (bouffées de chaleur en particulier), sur le squelette (on pense qu'existe une certaine protection osseuse mais ne pouvant concurrencer celle avec le THS ou les autres médicaments dont nous disposons), une réaction estrogénique bénéfique aussi sur les graisses sanguines (surtout le cholestérol) et une réaction anti-estrogénique sur l'utérus et les seins. Les spécialités disponibles s'appellent Evestrel®, Phytosoya®... Elles ne sont pas remboursées par la Sécurité sociale.

Le calcium. Il est totalement incapable, à lui tout seul, d'avoir une action suffisante de prévention osseuse. Il n'en demeure pas moins un élément intéressant. On préconise l'absorption minimale de 1 g par jour. De très nombreux médicaments sont disponibles, avec ou sans vitamine D associée. On en trouve aussi dans les aliments issus de la ferme (mais attention aux gras des laitages et autres fromages qui font prendre du poids. Le 0 % matière grasse est une manière élégante de s'en sortir). Le calcium est prescrit après un bref bilan sanguin phospho-calcique.

La vitamine D3. Elle est souvent associée au calcium. Elle agit en synergie avec lui.

La calcitonine. Il s'agit d'une hormone sécrétée par certaines cellules de la glande thyroïde. La calcitonine agit en modérant l'activité des cellules destructrices osseuses, les ostéoclastes. Il existe sur le marché pharmaceutique des calcitonines d'origine animale, et même humaine. On a beaucoup spéculé sur les avantages de l'administration de calcitonine, mais elle reste de pratique quotidienne ardue dans la mesure où elle provoque souvent un nombre important d'effets secondaires (vomissements, nausées, malaises). Elle s'emploie par injection sous cutanée. Nous pensions, il y a quelques années, pouvoir disposer en France d'un spray nasal de calcitonine, disponible ailleurs, mais nos espoirs ont été déçus. Actuellement, la calcitonine reste une prescription de rhumatologue et a été largement supplantée par celle des biphosphonates.

- **Le fluor.** Il agit sur les cellules constructrices de l'os, les ostéoblastes mais, outre que cette action sur les ostéoblastes s'épuise assez rapidement, il existe aussi certains effets secondaires (intolérances digestives, douleurs articulaires, "fractures de fatigue"...) qui expliquent aujourd'hui que l'on n'utilise pas le fluor dans la prévention de l'ostéoporose.

- **L'exercice physique** réduit la vitessse de la perte osseuse chez toutes les femmes. Le problème est que, chez celles dont l'ostéoporose est confirmée, il conviendra de ne pas adopter de sports violents à risques, tels que le cheval, le ski ou encore le roller... La marche est excellente, la gymnastique en salle peut parfaitement faire l'affaire. Une polémique existe sur les effets éventuellement bénéfiques de la natation : il semblerait que l'absence de "mise en charge" du corps entier à la gravité terrestre soit un élément qui enlève à ce sport toute ambition de prévention ostéoporotique. Mais soyons clairs : la reprise d'une activité physique, si elle représente un excellent élément s'opposant à la continuation de la fuite osseuse, ne peut rivaliser avec les médicaments dont nous avons parlé plus haut, THS en tête.

- **Le tabac.** Il est clair que l'annonce d'une ostéopénie, voire même déjà d'une ostéoporose, devrait vous déterminer, si vous êtes fumeuse, à arrêter une fois pour toutes. N'oubliez pas que le tabac est un puissant agent "anti-estrogène" et que, par là, il accélère encore considérablement la vitesse de la fuite osseuse.

- **L'alcoolisme** s'oppose à l'activité des cellules constructrices de l'os, les ostéoblastes. On sait comme il est difficile de se guérir de cette toxicomanie. En attendant d'y parvenir, si vous êtes concernée, il importe de vous préoccuper de votre situation osseuse et de prendre les mesures thérapeutiques qui s'imposent si la densitométrie osseuse vous révèle une détérioration déjà avancée.

EN BREF

ce qu'il faut retenir

L'ostéoporose est une maladie diabolique qui tue beaucoup plus qu'on l'imagine (entre 10 et 30 % de décès après une fracture du col du fémur, malgré les progrès extraordinaires de la chirurgie orthopédique) et provoque un nombre considérable de douleurs, de pleurs, de handicaps, de dépressions réactionnelles. Nous disposons aujourd'hui de moyens simples de dépistage (la densitométrie osseuse) et de traitements performants dont certains d'ailleurs peuvent être associés entre eux (le THS, les biphosphonates, le raloxifène, le calcium et la vitamine D). On peut souhaiter que l'espérance de vie, qui s'améliore de façon inéluctable grâce aux progrès de la médecine, ne s'accompagnera pas d'un accroissement de fractures d'ostéoporose. Car s'il est sympathique de se dire que l'on pourra peut-être vivre au-delà de 80 ans, il importe de vivre toutes ces années la tête haute, et le squelette intact.

X

La périménopause

Il s'agit de la période intermédiaire "coincée" entre les années de fonctionnement normal de vos ovaires ayant commencé à la puberté, et la ménopause proprement dite qui signe l'arrêt définitif de production d'hormones estrogènes et de progestérone ainsi que de la fabrication des ovules mensuels.

Les faits

Cette période s'appelle désormais la périménopause. Elle désigne ce que nous nommions auparavant la préménopause. En effet les Anglo-saxons appellent *préménopause* toute la période de la vie des femmes qui précède leur ménopause !

Cette période dure quatre à cinq ans et elle est presque obligatoire : très rares sont les femmes qui passent d'un fonctionnement normal avec des règles régulières à un arrêt définitif de fonctionnement hormonal avec disparition des règle

Le premier symptôme se manifeste en général par des irrégularités des règles qui, soit prennent beaucoup de retard (plusieurs mois consécutifs), soit, au contraire, sont beaucoup trop fréquentes. Mais parfois les autres symptômes de la périménopause peuvent être présents alors que les règles, elles, restent parfaitement régulières.

C'est la répétition, au moins deux ou trois fois dans un court laps de temps, de ces irrégularités, associée à l'âge (en général au-delà de 45 ans), qui, même en l'absence d'autres symptômes, doit faire suspecter le diagnostic de périménopause.

Les douleurs des seins sont des symptômes assez fréquents dans cette période et seront d'autant plus remarquables chez les femmes qui, auparavant, ne s'en plaignaient pratiquement jamais. Elles correspondent au désordre hormonal induit par la désorganisation progressive de la production hormonale des ovaires.

Certaines d'entre vous connaissent déjà, alors même que leurs règles ne se sont pas modifiées, des suées, voire d'authentiques bouffées de chaleur, soit pendant le cycle, soit à l'approche des règles.

Au fur et à mesure que l'on avance dans cette période, au fil des années, les symptômes se font d'autant plus précis et alternent avec des périodes plus ou moins prolongées (parfois de plusieurs mois) de bouffées de chaleur, de suées avec absence de règles, de retour des règles sur un mode quasi-normal avec disparition de tous les symptômes ou, au contraire de gonflements, de douleurs des seins, de saignements intempestifs et parfois même hémorragiques.

C'est cette succession d'événements – ***absence de règles plus bouffées de chaleur ou suées, cycles normaux ou plus ou moins normaux, douleurs de seins, rétention d'eau, gonflements du corps, parfois même épisodes hémorragiques*** – qui caractérise le déroulé de la périménopause. Ces épisodes très contrastés peuvent se succéder dans le temps à un rythme relativement lent (par exemple tous les trois à six mois) ou, au contraire, alterner de façon extraordinairement rapide.

Il est certain que les aléas de la vie extérieure, stress, fatigue, ennuis de toutes sortes, peuvent augmenter et varier toute la symptomatologie de la périménopause.

Plus on avance dans la périménopause et plus l'on est susceptible de rencontrer des passages de "pas assez d'estrogènes", c'est-à-dire suées, bouffées de chaleur et absence de règles. La dernière année de la périménopause est en général très largement dominée par l'absence de règles et les bouffées de chaleur.

▮ Certaines femmes constatent l'apparition, ou l'augmentation, d'une grande nervosité, d'irritabilité, de petites dépressions précédant le moment de leurs règles. Les changements d'humeur sont plus fréquents, et alors que l'on avait été jusqu'ici plus ou moins épargnée par le syndrome prémenstruel on est parfois maintenant obligée de faire avec lui. Le syndrome prémenstruel est cet ensemble de symptômes qui précèdent les règles de 2 à 15 jours (parfois plus encore) dont les plus fréquents sont les types de gonflements (les seins qui peuvent devenir douloureux, le ventre, les cuisses, les chevilles, le visage...) et de symptômes phychologiques (fatigue intense, découragement, déprime, idées noires...). Tous ces symptômes disparaissent avec la venue des règles pour réapparaître plus ou moins tôt lors du cycle suivant. Quant aux femmes qui connaissaient déjà un syndrome prémenstruel avant le début de leur périménopause, elles peuvent alors, soit subir une nette aggravation, soit, paradoxalement, constater une amélioration.

▮ Il existe enfin des femmes qui n'ont aucun symptôme pendant cette périménopause, si ce n'est de temps à autre, une irrégularité plus ou moins ponctuelle de leurs règles.

▮ La prise de poids est assez fréquente dans cette période de votre vie. Il y a la prise de poids prémenstruelle (entre 500 g et 2 ou 3 kilos), qui a le mérite de disparaître plus ou moins avec la venue des règles et celle, insidieuse mais "têtue", qui s'installe peu à peu au fil des mois : près d'une femme sur deux se plaint de prendre du poids pendant sa périménopause.

▮ Enfin, certaines femmes constatent, au moment de la périménopause, des "pertes blanches" qui n'en sont pas en fait : il s'agit de l'hypersécrétion de la glaire du col de l'utérus.

Les causes

C'est en moyenne vers 45 ans que les ovaires commencent, peu à peu, de perdre leurs "compétences" à faire leur travail régulier, c'est-à-dire à produire les hormones estrogènes et la progestérone et à fabriquer un ovule mensuel.
Cette perte de compétences progressive va durer environ 4 à 5 ans au bout desquels surviendra leur arrêt définitif qui signe l'entrée dans la ménopause.
Mais tout cela ne va pas se dérouler de façon harmonieuse et linéaire : les ovaires passent par des phases de "découragement total" avec arrêt complet de leur activité, et cela ressemble alors trait pour trait à la ménopause (absence de règles, bouffées de chaleur, fatigue, insomnie...), des phases de "rétablissement parfait" avec, alors, des cycles exemplaires, réguliers, et la disparition totale de toute l'éventuelle symptomatologie qui précédait et, enfin, avec des "phases d'euphorie" plus ou moins ponctuelles avec hyperproduction d'hormones, en particulier d'estrogènes. L'arrêt total de la production hormonale entraîne une situation qui ressemble à s'y méprendre à la ménopause avec sa carence d'hormones estrogènes. La "phase d'euphorie" entraîne au contraire des symptômes de "trop d'estrogènes" avec toutes ses conséquences : gonflements, prise de poids, douleurs des seins, trop de glaire du col...

L'un des pièges les plus fréquents de la périménopause est de penser que l'on est en ménopause sur la foi d'une absence plus ou moins prolongée (je le répète qui peut durer plusieurs mois) des règles accompagnée de symptômes caractéristiques de la ménopause, dont les fameuses bouffées de chaleur. A vrai dire, les ovaires sont toujours capables de renverser une situation qui semblait définitive, et ce dans l'espace d'au moins 12 mois. C'est la raison pour laquelle l'ancienne définition de la ménopause (à l'époque où l'on ne donnait pas de THS aux femmes) exigeait 12 mois consécutifs d'arrêt total des règles.

▪ Les phases d'arrêt total de fonctionnement normal, de fonctionnement "trop fort" se succèdent dans un ordre totalement imprévisible, et à un rythme plus ou moins rapide. Certaines femmes ont des périménopauses très "agitées" : la symptomatologie change constamment et elles passent d'une situation de "pas assez d'estrogènes" (bouffées de chaleur, suées...) à une situation de "trop d'estrogènes" (seins douloureux, gonflements, prise de poids, règles plus ou moins hémorragiques) à un rythme effréné. D'autres, au contraire, connaîtront des phases plus lentes et durables de "pas assez d'estrogènes" ou de "trop d'estrogènes" intercalant entre ces deux événements des cycles parfaitement normaux débarrassés de toute symptomatologie. On aura compris que, comme d'habitude, la symptomatologie est créée par la quantité d'estrogènes circulant dans le sang et accessoirement la présence ou non d'hormone progestérone (qu'on ne trouve dans le sang que lorsqu'une ovulation a eu lieu).

Les ovaires ne fabriquent plus d'estrogènes et ce sont les bouffées de chaleur, la petite déprime, la sécheresse vaginale, la fatigue inexplicable, les "seins endormis", les douleurs articulaires, les troubles de la mémoire, les insomnies, la tendance rapide à la prise de poids, et bien entendu l'absence de règles.

Les ovaires fabriquent trop d'estrogènes et ce sont : les seins douloureux, sensibles, augmentés souvent de volume, les gonflements divers du ventre, des cuisses, des fesses, la prise de poids rapide avec augmentation de l'appétit, les symptômes d'irritabilité, de nervosité, de susceptibilité, les règles irrégulières, parfois hémorragiques avec des caillots, une hypersécrétion de la glaire cervicale, des insomnies...

Les examens de la périménopause

▮ Les examens prescrits par votre médecin ne diffèrent pas de ceux habituellement pratiqués dans un but de prévention :

▮ les frottis doivent être faits annuellement.

▮ La mammographie tous les deux ans (tous les ans si vous êtes une femme "à risque").

▮ Le bilan du sucre et des graisses sanguines – en l'absence d'anomalies déjà constatées auparavant – sera demandé tous les deux à trois ans.

▮ Une hystérographie ou une hystéroscopie (cf. p.163) le seront au moindre doute concernant l'abondance de vos règles (en particulier si hémorragies et/ou caillots), à la recherche de polypes ou de fibromes intracavitaires très petits mais particulièrement saignants.

▮ L'échographie ovarienne et utérine permet éventuellement de préciser la présence ou non de fibromes de l'utérus et/ou de kystes de l'ovaire (ces derniers sont en général fonctionnels dans cette période de votre vie, c'est-à-dire de faux kystes qui viennent et disparaissent de façon relativement rapide sans qu'il soit besoin de les opérer).

▮ La densitométrie osseuse ne sera pas demandée à ce stade (sauf si vous êtes particulièrement cataloguée "à risque") dans la mesure où les arrêts de production d'estrogènes sont encore trop ponctuels pour enclencher une véritable déperdition osseuse telle celle que l'on constatera éventuellement chez certaines femmes au moment de la ménopause.

▮ Les dosages hormonaux sont particulièrement inutiles dans cette période de votre vie, alors que vous les considérez encore trop souvent comme "fondamentaux". On dose les estrogènes (E2), la progestérone, la FSH. Il s'agit d'une simple prise de sang que vous pouvez effectuer même si vous n'êtes pas à jeun. Si l'on demande la progestérone, il convient de faire le prélèvement après le jour supposé de l'ovulation (puisqu'il n'y a pas de progestérone de façon normale tant que les ovaires n'ont pas ovulé). Les normes sont : E2 entre 60 et 400 picogrammes par millilitre, FSH entre 2 et 8 milliunités internationales par millilitre, progestérone entre 5 et 15 nanogrammes par millilitre. Si je reste, avec la majorité de mes collègues concernés par cette période de la vie des femmes, très réservé quant à l'utilité de ces dosages c'est qu'ils ne représentent qu'un instantané ponctuel (du jour, voire de l'heure) de votre situation hormonale. Ils ne disent pas ce qui s'est passé la veille, les jours ou les semaines précédentes. Ils ne prédisent pas l'avenir : impossible de savoir ce que les ovaires feront demain, après-demain, et les semaines à venir. Ces hormones sont en fait d'une extrême variabilité dans votre sang, et en particulier au moment de la périménopause. E2 pourra ainsi être retrouvé effondré en début de semaine, puis normal en fin de semaine, voire beaucoup trop élevé 10 à 15 jours plus tard. FSH (qui est l'une des hormones d'origine hypophysaire qui commandent aux ovaires de fonctionner) peut être normale à un moment donné du mois (les ovaires obéissent et agissent "au doigt et à l'œil" à la glande hypophyse) ou au contraire très élevée à un autre moment du cycle (les ovaires ont décidé de "faire une pause" et l'hypophyse "s'énerve" en envoyant beaucoup de FSH afin de les forcer à travailler). Quant à la progestérone, si sa présence témoigne une encore bonne vitalité des ovaires (puisqu'ils sont encore capables d'ovuler), elle ne permet à personne de prévoir ce qu'il en sera dans les semaines ou les mois suivants.

On rencontre encore trop souvent des femmes qui, n'ayant pas eu leurs règles pendant 2 ou 3 mois, ayant connu les symptômes de "pas assez d'estrogènes" (bouffées de chaleur, suées...) et ayant fait un dosage hormonal qui objective un E2 effondré (inférieur à 20 picogrammes par millilitre), une FSH très augmentée à 40, 50 voire 100 milliunités internationales par millilitre, se voient diagnostiquer une ***ménopause définitive.*** En fait, il n'en est rien : ce n'est que le début de la périménopause et cela, évidemment, a des conséquences importantes sur la façon dont on va conduire les traitements : on ne traite pas une femme périménopausée comme une femme ménopausée, sinon à s'exposer à de sérieux ennuis. Les dosages hormonaux sont tout de même intéressants à demander dans certaines situations complexes et difficiles quant au diagnostic (par exemple pour les femmes ayant subi une hystérectomie), ou dans certains tableaux symptomatiques ambigus ou encore lors de symptômes survenant chez une femme avant 45 ans et dont on veut éventuellement apprécier la signification.

Les traitements

Par analogie au traitement hormonal de la ménopause, on l'appelle THS de la périménopause.

Les femmes qui passent leur périménopause sans symptômes particuliers, et dans un bon confort de vie, n'ont, à vrai dire, pas besoin de THS. Elles sont cependant minoritaires. On peut tout de même se demander si les absences de règles répétées ne pourraient pas être préjudiciables à la muqueuse utérine. En effet, l'absence de règles en périménopause non accompagnée de symptômes de carence estrogénique (bouffées de chaleur, suées, douleurs articulaires...) signifie, dans l'immense majorité des cas, que la production estrogénique continue d'être assurée par les ovaires tandis que, l'ovulation ayant complètement disparu, le signal de déclenchement des règles ne peut avoir lieu. C'est dans cette circonstance que la muqueuse utérine, ce précieux tissu de chair qui tapisse l'intérieur de la cavité utérine, pourrait éventuellement développer des polypes, voire pour certaines des lésions susceptibles de conduire au cancer de l'utérus. En effet, cette muqueuse ne désquamant jamais pourrait, selon les cas, pousser de façon plus ou moins anarchique.

Le principe de base du THS de la périménopause est la prescription de progestérone ou de progestatif une dizaine de jours par mois, par exemple du 16e au 25e jour des règles. Ceci a pour effet, lorsque la production estrogénique est présente dans le cycle considéré, de déclencher des règles à la fin de la séquence de progestérone ou de progestatif. La consigne est, en l'absence de règles à la fin de cette séquence, de faire "comme si" elles étaient venues pour savoir quand recommencer la séquence de progestérone ou de progestatif du cycle suivant. Chez certaines, on aura tout intérêt – quelle que soit la date de venue des règles, voire même lorsqu'elles ne se déclenchent pas – à toujours commencer le même jour du mois : par exemple du 16 au 25 de chaque mois (du 16 au 25 janvier, du 16 au 25 février...). La progestérone ou le progestatif choisi doit, à notre sens, faire partie de ce que j'ai appelé la "bande des sept" (cf. p. 86).

On l'a vu, la périménopause est un moment de votre vie où votre production d'estrogènes est des plus irrégulières : parfaite certains cycles, totalement absente d'autres, médiocre parfois. Le principe du THS de la périménopause est – en complément de la progestérone ou du progestatif qui est le ***principe de base*** – d'administrer une séquence d'estrogènes qui sera prise ***ponctuellement.*** Les cycles ou les symptômes de carence estrogénique sont manifestes, à savoir : bouffées de chaleur, suées, douleurs articulaires, insomnie, etc. et, bien sûr, souvent absence de règles malgré la prise de progestérone ou de progestatif. Cette prescription d'estrogènes doit être le plus souvent modérée (par exemple une demi-dose) et, j'insiste encore, très éphémère : pendant un cycle ou deux maximum. En effet, persister à vous administrer des estrogènes de façon systématique chaque cycle alors que vous êtes en périménopause c'est s'exposer au surdosage : lorsque vos ovaires se remettent à produire des estrogènes, ce qui est inéluctable en périménopause, vous vous retrouvez alors avec, circulant dans votre sang, les estrogènes de votre THS *plus* les vôtres : vous voilà manifestement surdosée avec des symptômes que vous détestez par dessus tout : gonflements, douleurs des seins, prise de poids, rétention d'eau, règles plus ou moins hémorragiques. C'est là la clé d'un THS de la périménopause réussie : n'administrer les estrogènes qu'en cas de besoin et les arrêter dès lors que ce besoin cesse. Savoir quand vous manquez d'estrogènes ne s'apprécie guère par les dosages hormonaux mais tout simplement par v*os symptômes* de carence estrogénique. C'est la raison pour laquelle vous devez, avec votre médecin, repérer quels sont vos *symptômes de carence estrogénique* (une insomnie chez certaines des migraines particulièrement reconnaissables chez d'autres) afin de savoir précisément quand faire cette prise d'estrogènes. Notons que la voie d'administration des estrogènes (bientôt nasale, cutanée ou orale) n'intervient pas dans la réussite de vos THS : ce qui compte c'est la posologie des estrogènes et non leur voie d'administration. Les estrogènes sont prescrits du 1er au 25e jour du cycle ou, si c'est le mois du calendrier qui est pris comme référence, du 1er au 25e jour du mois (par exemple du 1er au 25 janvier, du 1er au 25 février...).

Et c'est ainsi que pendant les deux premières années, vous aurez peut-être besoin de trois à six cycles en tout d'administration d'estrogènes en complément de la progestérone ou des progestatifs. Puis, peut-être que la troisième année vous aurez besoin d'estrogènes pendant cinq à six cycles sur douze. Tandis que la quatrième et la cinquième année de la périménopause peuvent nécessiter une prise presque permanente d'estrogènes (par exemple neuf à dix cycles sur douze).

Des symptômes de surdosage estrogénique peuvent survenir dans deux situations. Soit vous êtes en train de prendre des estrogènes accompagnant votre progestérone ou vos progestatifs. Cette prescription d'estrogènes a été justifiée, comme dit plus haut, par l'épisode de carence estrogénique repérée par les symptômes classiques (bouffées de chaleur...). Mais, dans le même cycle, vos ovaires "se sont réveillés" et ont commencé de produire une quantité d'estrogènes normale ou excessive. Le résultat est que vous êtes surdosée et que vous en ressentez très vite les inconvénients (alors que vos bouffées de chaleur et autres suées ont disparu, vous voilà maintenant avec des seins douloureux, un gonflement du corps bien perceptible). Il vous suffit alors d'arrêter la séquence d'estrogènes que vous êtes en train et de continuer (nous l'avons dit, c'est le traitement de base systématique) la progestérone ou les progestatifs les jours habituels. Soit même, ce sont vos ovaires tout seuls" (vous n'êtes pas en train d'absorber des estrogènes en complément de la progestérone ou des progestatifs) qui ont décidé de produire beaucoup trop d'estrogènes pendant quelques semaines. Dans ce cas, il n'y a pas grand-chose à faire si ce n'est bien entendu de continuer au jour dit la progestérone ou les progestatifs. Cet événement est en général éphémère : vous redégonflerez, vous vous sentirez à nouveau "normale" lorsque vos règles seront survenues. Dans certains cas pourtant, la situation hormonale est si instable que vous passez de façon extrêmement rapide d'épisodes d'hypo-estrogénie (bouffées de chaleur, suées, absence de règles...) à des symptômes d'hyper-estrogénie (gonflements, douleurs de seins...). Le "THS de la périménopause à la carte" que nous venons de décrire est alors complément débordé et inopérant. Il faut passer alors à ce que nous appelons le traitement de "freination substitution".

Le traitement hormonal de *"freination substitution"* doit être envisagé à chaque fois que "le THS de la périménopause à la carte" est débordé par un déséquilibre ovarien d'expression trop anarchique et rapide. Nous disposons alors de deux façons simples de vous traiter. Puisque les ovaires sont "intenables", comme devenus "fous", on décide de ne plus subir leurs caprices plus longtemps : ceci peut être fait soit par l'administration d'une pilule contraceptive, soit de certains progestatifs qui ont pour propriété, lorsqu'ils sont pris 21 jours sur 28, de freiner, d'inhiber le fonctionnement des ovaires (il s'agit de Androcur®, en général à la dose de 1/4 voire 1/8 de comprimé, Lutényl®, 1 comprimé par jour, Lutéran® 5, 2 comprimés par jour et de Surgestone® 500, 1 comprimé par jour). Freiner les ovaires, c'est-à-dire les empêcher de fabriquer leurs hormones, c'est bien, mais il faut encore le plus souvent vous administrer des estrogènes sous peine de vous précipiter immédiatement vers les symptômes d'insuffisance estrogénique (bouffées de chaleur, suées...). Si les estrogènes sont inclus dans la composition d'une pilule contraceptive (il y a donc là rien à rajouter) il n'en est pas de même pour les progestatifs que je viens de citer et il faut donc leur rajouter (pendant les mêmes 21 jours) des estrogènes à une dose qu'il convient d'apprécier (en général plutôt modérée) et ce pendant les mêmes jours que les progestatifs, c'est-à-dire 21 jours sur 28. Les spécialités estrogéniques préconisées pourront être choisies parmi les voies nasale, cutanée ou orale.

La pilule contraceptive peut être un excellent traitement de la périménopause, et cela alors même que vous n'avez peut-être pas besoin de contraception dans la mesure où vous n'avez pas de rapports sexuels. Sachez ainsi que l'immense majorité des femmes qui utilisent la pilule dans un but contraceptif et qui atteignent l'âge de leur périménopause, voire celui de leur ménopause, ne savent absolument pas où elles en sont avec ces phénomènes. C'est dire le luxe de leur situation : les symptômes sont si absents, le confort est si présent, qu'il est impossible et à la femme et à son médecin de pouvoir répondre à la question basique : "suis-je en périménopause voire en ménopause ?" La pilule est ainsi une façon de traverser dans un "fauteuil première classe" tous ces événements. Encore faut-il qu'elle soit bien tolérée, bien supportée, qu'elle n'induise pas d'effets secondaires indésirables. Et *surtout* faut-il que vous n'y présentiez aucune contre-indication : pas de *tabagisme, pas d'hypertension artérielle,* pas d'hypercholestérolémie ni d'hypertriglycéridémie, pas d'antécédents de phlébites ou de thromboses, etc. Lorsque vous êtes sous pilule depuis de nombreuses années il convient de conserver la même pilule, et ce jusque après 50 ans, époque où l'on arrêtera pendant un mois cette pilule afin d'enregistrer les éventuels symptômes de ménopause et de faire – cette fois-ci c'est utile – un dosage hormonal pour avoir une idée plus précise de votre statut par rapport à la périménopause et à la ménopause. En l'absence de ménopause certaine, la pilule sera continuée encore pendant un an ou deux, puis la même opération aura lieu. Lorsque votre médecin aura acquis la conviction que vous êtes maintenant bien ménopausée, il lui appartiendra alors de vous proposer un THS de la ménopause en bonne et due forme : vous n'aurez pas vécu de périménopause, vous n'aurez connu que quelques jours ou quelques semaines au plus les symptômes de la ménopause, très vite oubliés par votre nouveau THS de la ménopause. Lorsqu'on préconise la pilule contraceptive au moment précis de la périménopause, et pour en effacer les symptômes désagréables, on choisira alors la pilule la plus minidosée possible et on saura changer de spécialité si vous déclenchez tel ou tel symptôme d'intolérance.

La stratégie de "freination substitution" peut aussi convenir aux femmes qui veulent profiter de ses propriétés *contraceptives* : freiner les ovaires (avec une pilule ou avec l'un des quatre progestatifs cités plus haut) revient à les empêcher d'ovuler. La grossesse est une éventualité qui, si elle est moins fréquente en périménopause qu'à 20 ans, n'en persiste pas moins jusqu'à ce que la ménopause officielle soit déclarée. En ce qui concerne ce point précis, les femmes qui ont opté pour un THS de la périménopause "à la carte" doivent savoir qu'elles ne sont pas protégées d'une éventuelle grossesse surprise. C'est la raison pour laquelle de nombreuses femmes, dans cette période de leur vie, utilisent les spermicides (sous forme de crèmes, d'ovules, d'éponges) qui offrent une excellente efficacité contraceptive dans le cadre de la périménopause, (c'est-à-dire dans une fécondité pauvre). D'autres, assez nombreuses, optent pour l'abandon de précautions contraceptives et la pratique nous montre que les accidents, s'ils existent indéniablement, sont tout de même relativement rares.

EN BREF

ce qu'il faut retenir

La périménopause est une période qui précède de façon quasi-systématique le moment de la ménopause. Elle se manifeste au départ par des troubles des règles ou par les premiers symptômes soit de "trop d'estrogènes" (douleurs des seins, gonflements...) soit de "pas assez" surtout (bouffées de chaleur, suées...). Il est très intéressant de noter la date de ces premiers troubles de manière à calculer, de façon plus ou moins empirique (en ajoutant 5 ans), l'âge probable de la *vraie* ménopause.

L'un des pièges les plus fréquents, qui a des conséquences néfastes dans la mesure où des traitements inadéquats pourraient alors être prescrits, est de confondre la périménopause avec la ménopause. Avoir une absence de règles de plusieurs mois, accompagnée de symptômes de la ménopause et d'un dosage hormonal caractéristique de la ménopause, ne signifie pas forcément que l'on est... en ménopause.

La *règle d'or* en matière de traitement est de ne traiter que les troubles, et de toujours avoir à l'esprit que cette période de votre vie est une succession de situations hormonales allant du "meilleur" au "pire". Et c'est ainsi que vous comprenez que tous les traitements stéréotypés s'inscrivent dans une démarche qui ne correspond absolument pas à la réalité de vos besoins. Enfin, vous aurez compris que la périménopause est beaucoup plus difficile à traiter que la ménopause : en ménopause, bien que le THS doive être particulièrement étudié pour être "à vos mesures", une fois trouvé, il ne changera plus, et ce pendant de longues années. Le propre du THS de la périménopause est d'être modifiable à tout moment : c'est la raison pour laquelle votre participation à ce traitement est très utile, voire indispensable (en tout cas lorsque vous n'utilisez pas une stratégie de "freination substitution"). Vous faire participer, c'est bien, mais vous en donner les moyens c'est encore mieux. C'est pourquoi je vous redonne ici les principales caractéristiques de "l'insuffisance d'estrogènes" et de "l'excès d'estrogènes".

PAS ASSEZ D'ESTROGÈNES
c'est

- **Avoir des bouffées de chaleur, des suées (en particulier nocturnes).**
- **Etre quelque peu déprimée, un peu "bof, bof", morose, se plaindre de ne plus retrouver son optimisme et sa joie de vivre.**
- **Eprouver une fatigue et une lassitude que les stress de votre vie quotidienne ne suffisent pas à expliquer.**
- **Peut-être déjà ressentir une sécheresse vaginale pendant les rapports sexuels : douleurs, absence de plaisir sont désormais au rendez-vous.**
- **Avoir les seins particulièrement "calmes", voire "endormis" ou complètement "mous". Cette situation est d'autant plus remarquable chez celles qui se sont longtemps plaint, au cours de leur vie, de douleurs des seins et de manifestations mammaires pour le moins gênantes.**
- **Ressentir des "douleurs de vieux" : douleurs articulaires et musculaires (baladeuses) dans les doigts, les épaules, les genoux.**
- **Avoir aussi, comble du désespoir, une tendance rapide à la prise de poids.**
- **Peut-être aussi des trous de mémoire, des difficultés de concentration.**
- **Parfois avoir de l'insomnie, d'autant plus mal vécue qu'elle touche souvent des femmes qui n'avaient jamais eu le moindre problème de sommeil.**
- **Et, évidemment, n'oublions pas l'un des signes les plus marquants du manque d'estrogènes : l'absence de règles.**

En période de périménopause, ces symptômes doivent vous faire envisager d'absorber des estrogènes en complément de votre progestérone ou de vos progestatifs. Ces estrogènes seront prescrits, de façon ponctuelle et éphémère, pendant un ou deux cycles. Vous les recommencerez ensuite – et seulement – quand les symptômes de " pas assez d'estrogènes " réapparaîtront.

TROP D'ESTROGÈNES
c'est

- **Avoir les seins douloureux, augmentés de volume, sensibles.**
- **Gonfler du ventre, des cuisses, des fesses, des chevilles, voire même du visage.**
- **Prendre du poids de façon rapide en notant souvent une augmentation de votre appétit.**
- **Parfois une irritation, une nervosité, une susceptibilité à fleur de peau, vous devenez " soupe au lait ", alors que vous avez toujours été considérée comme placide et conviviale.**
- **Souvent des règles irrégulières, plus ou moins hémorragiques, accompagnées de caillots.**
- **Pour certaines une glaire du col de l'utérus par trop abondante.**
- **Aussi des insomnies, une sorte d'excitation permanente qui empêche de trouver le sommeil.**

Si vous ressentez un ou plusieurs de ces symptômes et que vous êtes en train d'absorber des estrogènes avec votre progestérone ou votre progestatif, vous devez envisager son arrêt, et ce jusqu'à ce que les signes du manque d'estrogènes réapparaissent.
Si vous ne prenez pas d'estrogènes au moment où ces symptômes apparaissent, mais seulement votre progestérone ou votre progestatif, il n'y a rien à faire que d'attendre que la "crise" estrogénique passe, en général en quelques semaines tout au plus.
Si cette situation a tendance à se renouveler de façon trop fréquente, il faut alors éventuellement envisager avec votre médecin la stratégie de "freination substitution".

XI
Votre sexualité

Nombreuses (et nombreux) sont celles qui imaginent que la sexualité de la femme de 50 ans est destinée à progressivement s'éteindre. On pense même encore parfois qu'à 50 ans, "c'est terminé" sur ce sujet ! Or, il n'en est rien et, même si les aléas et les symptômes de la ménopause peuvent entamer la bonne santé de votre vie sexuelle, il faut savoir que nous disposons de traitements particulièrement rapides et efficaces à vous proposer.

Les faits

- Lors de la périménopause, alors que les ovaires produisent pendant certains cycles peu ou pas d'estrogènes, il peut arriver que vous ressentiez une "baisse de forme", un appétit sexuel plutôt "en berne", voire de la sécheresse vaginale. Mais si ces événements survenaient, ils seraient éphémères, ponctuels et disparaîtraient, soit spontanément soit plus rapidement sous traitement.

- A la ménopause, les choses peuvent se passer tout à fait normalement et la qualité de votre vie sexuelle ne pas être diminuée.

- Mais, la plupart du temps, on rencontre un ou plusieurs symptômes plus ou moins gênants. Parmi eux :

- ***la sécheresse vaginale :*** la lubrification nécessaire à l'harmonie et aux sensations voluptueuses du rapport sexuel est fabriquée par les parois vaginales. La glaire du col de l'utérus participe elle aussi, plus ou moins, à cette lubrification. Plus d'1 femme sur 4 (parmi celles qui ont une activité sexuelle) se plaignent de ce symptôme à la ménopause. Il est un peu plus tardif en général que les bouffées de chaleur : dans les mois qui suivent l'installation de la ménopause proprement dite.

Lorsque les rapports sexuels ont lieu, cette sécheresse vaginale occasionne nombre de douleurs, de brûlures, voire même de "coupures", soit de la vulve, soit même des parois vaginales. On comprend que, dans cette situation, la plupart des femmes – même celles pour lesquelles la sexualité était auparavant une véritable fête – rechignent de plus en plus à ce qu'elles considèrent désormais comme une corvée, sinon un supplice.

- ***la diminution de l'appétit sexuel*** se manifeste par de nombreux symptômes parmi lesquels l'atténuation des fantasmes, de l'activité de masturbation (si elle avait lieu auparavant), du désir de l'autre, de la capacité à éprouver du plaisir et des orgasmes. Cette baisse de la libido est d'autant plus ressentie comme un handicap qu'elle survient chez des femmes qui n'avaient jamais connu ce genre de problème jusqu'à leur ménopause.

Les causes

- La sécheresse vaginale est l'un des symptômes caractéristiques de l'insuffisance d'estrogènes consécutive à l'arrêt de fonctionnement des ovaires au moment de la ménopause. Les estrogènes sont en effet essentiels à la "transpiration réflexe" des parois vaginales au moment du rapport sexuel. La lubrification vaginale est l'équivalent, en quelque sorte, de l'érection. Elle naît sous l'effet du désir, puis du plaisir ressenti. Une partie, mineure, de cette "mouillure" vaginale provient de la glaire du col de l'utérus, elle aussi sous haute influence estrogénique. La lubrification vaginale est essentielle au déroulé d'un rapport sexuel harmonieux, c'est-à-dire pratiqué sous l'effet du désir et provoquant du plaisir. Sans lubrification, le rapport est d'autant plus mal vécu que, non seulement il déçoit parce qu'il ne provoque pas de plaisir, mais qu'il est capable de provoquer des douleurs particulièrement éprouvantes. De nombreuses femmes s'astreignent cependant à l'exécution de ce qui devient pour elles un véritable "devoir sexuel" : on craint de décevoir, voire de décourager ou tout simplement de faire de la peine en refusant la sexualité.

▪ La libido féminine est (cf. p. 34) sous haute dépendance des estrogènes certes, mais surtout d'une autre sorte d'hormones, les hormones mâles encore appelées androgènes. Elles sont en partie fabriquées par les ovaires (même de longues années après la ménopause), et aussi, surtout, par les glandes surrénales (deux petites glandes qui coiffent chacune des deux parties supérieures de chaque rein). Les femmes ayant subi une *ovariectomie* (ablation des ovaires) sont plus susceptibles que les autres de perdre cette envie de faire l'amour et cette capacité d'en retirer du plaisir. Mais cette perte de la libido peut aussi se rencontrer chez les femmes ayant conservé leurs ovaires (qui sont malgré tout la majorité). Et il faut alors suspecter d'autres causes (psychologiques par exemple) à ce phénomène.

▪ Ne pas dormir, avoir chaud, être épuisée, ne pas avoir le moral... tout symptôme propre à désarmorcer chez de nombreuses femmes l'idée, l'envie de faire l'amour. Dans ce moment, il faut en effet avoir une certaine disponibilité d'esprit, une certaine joie de vivre et ne pas se sentir constamment abattue, "lâchée par son corps". Les femmes qui n'adoptent pas de THS et qui sont engluées dans cette symptomatologie n'ont pas – on le comprend aisément – forcément la "tête à ça".

▪ Le compagnon, lui-même, peut montrer quelques premières défaillances qui se caractérisent par des difficultés d'érection, voire une disparition totale d'érection lors de certains rapports. Vous n'êtes pas forcément capables de décoder ce symptôme masculin, et pour beaucoup d'entre vous il fait naître un soupçon douloureux : "et s'il n'avait plus envie de moi, s'il me trouvait trop vieille maintenant ?..." Et ces défaillances masculines, au moment même où vous vous débattez avec un corps en pleine modification, une silhouette qui ne correspond pas forcément à vos critères esthétiques, vous confirmeront peut-être que vous n'êtes plus désirable pour celui qui vous désirait tant auparavant. A tort. Car, s'il connaît des défaillances érectiles, c'est plus en raison de problèmes personnels (cf. p. 224), aussi bien psychologiques que physiques, que d'une éventuelle désaffection.

▮ Vous traversez peut-être, comme il est coutume autour de la cinquantaine, aussi bien pour les femmes que pour les hommes d'ailleurs, ce que l'on appelle la "crise de la cinquantaine". C'est en effet la deuxième grande crise importante de notre existence, après celle de la puberté. C'est l'instant de notre vie où nous nous posons un certain nombre de questions fondamentales, où nous faisons le bilan de ce que nous avons réalisé et de ce que nous pourrions encore réaliser. Ce bilan est pour beaucoup d'entre nous assez douloureux à effectuer. 50 ans représente surtout le moment où nous prenons conscience du temps qui nous reste avant d'être "vraiment vieux". Et, ce temps accordé, à quoi allons-nous l'utiliser ? C'est l'époque des regrets aussi : "ah ! si j'avais su lorsque j'avais tel âge, je n'aurais certainement pas fait ce choix..." ou "je me suis complètement plantée dans le choix de mon métier, je m'y ennuie à mourir..." Le temps restant est-il suffisant pour accomplir tout ce que l'on avait espéré il y a quelques dizaines d'années ? Il y a aussi les enfants qui soit sont partis, et on a du mal à se consoler du vide ainsi créé à la maison ou, au contraire – de plus en plus aujourd'hui – qui s'incrustent jusqu'à 25 ans et au-delà avec leurs exigences d'adultes, leur façon bien à eux de considérer qu'ils "sont à l'hôtel" et que tout leur est dû. Au travail, force est de constater que l'on ne fait plus partie des "jeunes" qui auraient plutôt tendance, en raison de notre âge, à nous pousser un peu vers la sortie et le mot *préretraite* n'est plus aussi étranger qu'auparavant. Les parents, s'ils sont encore vivants, vont commencer – si cela n'est déjà fait – à connaître certaines difficultés de santé. Ils ont plus de 70 ans et c'est l'âge où la plupart font connaissance avec un certain nombre de handicaps. L'infarctus du myocarde du papa, la maladie d'Alzheimer de la maman, voilà des maladies bien réelles qui empoisonnent votre vie, vous angoissent et vous créent nombre de soucis matériels et moraux.

Jusqu'au compagnon lui-même, qui "fait sa crise" sur le même mode et, grosso-modo, sur les mêmes motifs. Pour certaines d'entre vous, il faudra aussi vivre son départ, sa trahison. L'explosion du couple est une possibilité, résultat éventuel de la traversée de cette crise. Du fait de votre désormais autonomie financière, elle n'est plus aussi souvent qu'avant déclenchée par le conjoint : c'est parfois vous qui, au terme de cette mise au point existentielle, décidez de changer résolument de cap affectif et de mode de vie.

Les traitements

Le THS (quelle que soit sa voie d'administration) est de nature à régler nombre de problèmes survenus au moment de la ménopause dans ce contexte : la sécheresse vaginale ne résiste pas à quelques semaines d'estrogénothérapie bien conduite. Quant à la libido, elle se réveille dès lors que la forme revient, que le tonus est restauré, bref que toute la symptomatologie harassante de la ménopause a disparu.

Mais, nous l'avons vu, un certain nombre de femmes ne retrouvent décidément pas leur libido malgré un THS bien conduit (en particulier à bonne dose estrogénique). Nous ne parlons pas ici des femmes qui n'ont jamais porté d'intérêt particulier à la sexualité : le THS n'a d'autre ambition que de restaurer une qualité de vie à l'identique de ce qu'elle était avant la ménopause. Non, nous nous intéressons ici à celles qui "ont toujours aimé ça" et qui se désolent d'être devenues "totalement indifférentes". Dès lors, il faut, soit accuser la crise existentielle dont nous venons de parler plus haut et savoir que l'appétit sexuel reviendra dès lors qu'elle sera résolue d'une manière ou d'une autre, soit envisager avec votre médecin – mais la plupart des praticiens français restent réservés quant à cette prescription – l'administration – en plus du THS – de faibles quantités d'hormones mâles selon des protocoles scientifiques établis par des médecins anglais ou québecois. Nous l'avons vu (cf. p. 87), le surdosage d'hormones mâles est susceptible de faire naître quelques effets secondaires particulièrement indésirables, ce qui explique la réticence médicale actuelle.

Nous pensons que ces traitements, s'ils sont prescrits avec "doigté" et prudence, n'exposent pratiquement pas à ces effets secondaires alors qu'ils sont capables de raviver votre libido. Certaines femmes d'ailleurs, une fois leur libido retrouvée, n'auront plus besoin de prendre d'hormones mâles à long terme.

Pour les femmes qui, pour une raison ou pour une autre, ne veulent pas ou ne peuvent pas utiliser le THS et qui souffrent de sécheresse vaginale, la mise en place d'un certain nombre de médicaments et/ou de lubrifiants peut améliorer la situation de façon acceptable, même s'il ne faut jamais s'attendre à des effets aussi positifs que ceux produits par le THS. En ce qui concerne les produits locaux vaginaux à mettre en place, citons : Trophicrème® Physiogine®, Colpotrophine®... ils contiennent des estrogènes qui ne passent pas dans la circulation générale mais qui ont suffisamment d'impact pour redonner quelque souplesse et quelque lubrification à la muqueuse vaginale. Ils sont en principe prescrits trois à quatre fois par semaine au coucher. En ce qui concerne les lubrifiants (toujours préférables à la vaseline), il s'agit de Try®, Prémicia®, Sensilube®... Ces lubrifiants sont à mettre en place à l'entrée du vagin avant chaque rapport sexuel. Citons aussi un " hydratant " vaginal à mettre en place trois fois par semaine le matin : Replens®.

Les défaillances érectiles du conjoint trouvent aujourd'hui des solutions parfaitement efficaces (cf. p. 229).

En ce qui concerne la crise existentielle, il est évident que le médecin que je suis n'a pas de remède spécifique à vous proposer, si ce n'est éventuellement l'aide psychothérapique qui permet, pour certaines d'entre vous particulièrement "noyées" d'accélérer le processus de solutions. Mais, ici aussi, le THS est un "outil" à ne pas négliger : vous serez certainement plus à même de trouver les méthodes qui s'imposent alors que vous êtes en possession de tous vos moyens que perdue et harcelée par des bouffées de chaleur tenaces, une insomnie désespérante ou encore des migraines à se taper la tête contre les murs !

EN BREF

ce qu'il faut retenir

Le THS est une solution particulièrement efficace à restaurer votre qualité de vie sexuelle à l'identique de ce qu'elle était avant la ménopause. Pour certaines d'entre vous, pourtant, le THS ne suffira pas : l'accès au complément d'hormones mâles en plus du THS est une stratégie qui, si elle est encore peu employée en France, peut se révéler très bénéfique. La crise existentielle "quasi-obligatoire" que vous êtes en train de vivre ne doit pas vous bouleverser outre mesure : vous en ressortirez la plupart du temps renforcée, et à nouveau prête à profiter pleinement de la vie.

XII
La sexualité de votre compagnon

Les faits

On désigne actuellement sous le terme d'*andropause* les éventuels phénomènes biologiques et hormonaux qui intéressent l'homme de la cinquantaine et au-delà. Ce terme est, à vrai dire, encore considéré comme impropre et relativement flou pour beaucoup des médecins. Car il n'y a pas d'équivalent de la ménopause chez l'homme : les testicules ne s'arrêtent pas de fonctionner un beau jour en stoppant brusquement leur production hormonale ainsi que celle des spermatozoïdes. Le phénomène d'andropause recouvre – pour les médecins – une diminution suffisamment importante de la production d'hormones mâles par les testicules pour provoquer un certain nombre de symptômes, voire des problèmes de santé. On estime que 30 à 40 % des hommes connaîtront cette diminution de leur production d'androgènes au cours de leur vie, mais le plus souvent après 50 ans. Les autres, soit ne diminuent pas de façon sensible leur production d'hormones, soit la diminuent mais insuffisamment pour que cela ait des conséquences sur leur vie de tous les jours et sur leur santé.

La perte de l'appétit sexuel est certainement *le* symptôme majeur de l'andropause. Voici un homme qui était toujours particulièrement attiré par la sexualité et qui, progressivement, devient "indifférent" – sexuellement parlant – à toutes les femmes, fussent-elles les plus désirables. Cette désaffection profonde, cette perte d'intérêt insolite ne manquent pas d'inquiéter, voire de bouleverser l'homme qui les subit.

Les conséquences concrètes de cet effondrement de la libido masculine se traduisent par des difficultés croissantes, voire insurmontables, d'érection ainsi que par la diminution très importante de la moyenne des rapports sexuels.

Les éjaculations pauvres ou

des difficultés croissantes pour parvenir à l'éjaculation sont aussi assez fréquentes. L'homme se plaint, soit de ne plus pouvoir parvenir à l'orgasme, soit de ne ressentir, au moment de l'éjaculation, que des secousses orgasmiques de faible intensité, particulièrement frustrantes.

▪ La perte de tonus, qui par ailleurs est bien banale au fil du temps, peut aussi faire partie du tableau de l'andropause. Il est extrêmement difficile ici de faire la différence entre les conséquences de la crise exsitentielle classique dont l'homme n'est pas non plus épargné et l'andropause elle-même. Cet homme semble soudain démotivé, ne s'intéresse plus à grand-chose, on dit de lui qu'il est "assez déprimé".

▪ La fonte musculaire est aussi un symptôme assez caractéristique de l'andropause. Ici aussi, la différence entre la fonte musculaire classique d'un homme ayant abandonné depuis longtemps toute activité physique et celle due à l'andropause n'est pas facile à faire. L'homme s'enrobe, perd ses muscles, modifie sa silhouette, parfois même on peut constater une véritable "mini pousse des seins" (à différencier des *seins* des hommes obèses, qui ne sont que des amas de graisse). Ce phénomène est nommé en médecine la ***gynécomastie***.

▪ Ce que l'on appelle le "démon de midi" peut faire partie des comportements propres à l'andropause mais n'en est pas une caractéristique typique : l'homme de 50 ans et plus – jusqu'ici fidèle ou relativement fidèle – s'éparpille en de multiples conquêtes éphémères, le plus souvent avec des femmes beaucoup plus jeunes que lui. Et alors qu'au foyer conjugal il rencontrait de plus en plus de difficultés à obtenir une érection, il s'enorgueillit de pouvoir "faire comme lorsqu'il avait 20 ans" ! Cette course effrénée à la minette est plutôt à mon sens l'expression de cette crise existentielle de l'homme de 50 ans et plus qui veut se prouver à lui-même "qu'il peut *encore*", qu'il séduit *encore*, que son avenir est particulièrement brillant et qu'en terme de sexualité il est loin d'être au bout du rouleau. C'est aussi une façon de raviver son intérêt sexuel : les "jeunes créatures" dont il fait grande consommation représentent en quelque sorte des "dopants" dont l'efficacité est à priori bonne à condition de changer relativement rapidement de partenaires. Il s'agit là d'une attitude compulsive, boulimique, sorte d'antidote contre l'idée angoissante de "ne plus être tout à fait un homme". Rappelons ici que l'andropause se caractérise plutôt par un désintérêt définitif et total (du moins jusqu'à mise en route du traitement) de la sexualité.

Les causes

- L'andropause se caractérise par une diminution importante de la quantité de testostérone biologiquement active circulant dans le sang.

- Les dosages hormonaux sont ici relativement utiles dans la mesure où, nous l'avons vu, les symptômes de l'andropause n'ont absolument rien de spécifiques et peuvent, chacun, être attribués à d'autres causes comme par exemple le vieillissement, le manque d'exercice, la dépression... Et alors que pour la ménopause l'usage des dosages hormonaux reste, nous l'avons vu, d'un intérêt mineur, il devient ici fort intéressant, même s'il faut se garder de faire reposer sur lui la responsabilité complète du diagnostic. Plutôt que la testostérone totale (qui mesure l'hormone mâle en ce qu'elle a d'actif et d'inactif), il convient de doser ce que l'on appelle la testostérone *biodisponible* (c'est-à-dire celle qui est biologiquement active). Les hormones hypophysaires peuvent aussi être utiles au diagnostic en montrant une élévation de la LH (hormone hypophysaire qui "commande" aux testicules de fabriquer de la testotérone), ce qui témoigne d'un certain fléchissement du fonctionnement testiculaire. Notons ici que la pratique du spermogramme (comptage et examen qualitatif des spermatozoïdes) n'offre aucun intérêt au diagnostic : vous le savez, l'homme reste pratiquement fécond jusqu'à la fin de sa vie (même si cette fécondité subit une forte diminution au fil des années qui passent).

▮ La baisse de la testostérone explique la plupart des symptômes ressentis, et en particulier la perte de la libido. L'insuffisance de l'érection serait donc plus une conséquence de ce désintérêt sexuel que d'un problème lié au mécanisme général de l'érection. L'érection masculine est l'expression de son désir sexuel. Lorsque le désir disparaît, l'érection fait de même.

▮ A vrai dire, l'andropause, en tant que phénomène spécifique d'insuffisance hormonale, est rarement exclusivement en cause pour expliquer les démêlés de notre homme : l'insuffisance hormonale testiculaire de l'andropause vient potentialiser, révéler toutes sortes d'événements qui, eux, sont liés à l'usure des années. Sans insuffisance hormonale, la machine aurait continué de fonctionner de façon satisfaisante. Cette éventuelle andropause vient donc ici démasquer les mille et une petites insuffisances (vasculaires, neurologiques...) créées par le vieillissement.

Les traitements

Ils consistent, une fois le diagnostic bien établi, à administrer des hormones mâles sous la forme de médicaments. Il existe un gel cutané (Andractim®). C'est une hormone mâle naturelle, la dihydro-testostérone qui représente un métabolite actif de la testostérone. On peut appliquer indifféremment le gel le soir ou le matin, sur les bras, les épaules, le thorax, l'abdomen ou les cuisses. La dose quotidienne, tout comme le THS de la ménopause, s'établit "à la carte" (entre 5 g et 10 g par jour). Il existe aussi des comprimés : le Proviron® (2 à 3 comprimés par jour), la Pantestone® (entre 1 et 4 comprimés par jour). On peut aussi administrer la testostérone par voie intramusculaire (piqûres dans la fesse) : Heptylate de testostérone Théramex® 250, une injection intramusculaire toutes les trois à cinq semaines.

Tous ces traitements sont donc *subsitutifs* : ils administrent un complément de testostérone à la production défaillante (mais non arrêtée) hormonale des testicules. La durée du traitement est variable, parfois "à vie", parfois par périodes de plusieurs mois suivies de *breaks* plus ou moins longs à adapter à l'éventuelle réapparition des symptômes.

On peut aussi tenter d'obliger les testicules à fabriquer plus d'hormones mâles (plutôt que d'administrer de l'hormone mâle en complément). On utilise alors des hormones très proches de la LH (hormones d'origine hypophysaire qui "ordonnent" aux testicules de fabriquer de la testostérone) : la Gonadotrophine Chorionique® 5000 unités (1 injection intra musculaire à administrer selon une fréquence qu'il appartient au médecin de déterminer en fonction des symptômes et aussi de l'augmentation des chiffres de testostérone biodisponible évaluée par dosages hormonaux).

Notons ici que quels que

soient les traitements administrés (testostérone seule ou Gonadotrophine Chorionique® aucune hormone compensatrice (comme la progestérone ou les progestatifs dans le THS de la ménopause) n'accompagne le traitement de l'andropause.

▮ Les contre-indications au traitement sont surtout les maladies de la prostate. Un surdosage est, par exemple, susceptible d'augmenter la croissance d'une tumeur bénigne de la prostate (adénome) extrêmement fréquente après 50 ans dont les conséquences pourraient être des difficultés à uriner, voire même l'amplification de la nécessité d'intervention chirurgicale libératrice des voies urinaires classiquement pratiquée dans ce contexte. D'autre part, il est probable que l'administration d'hormones mâles chez un homme porteur d'un micro-cancer de la prostate (et cette situation est assez courante) pourrait accélérer son évolution.

▮ Le Viagra® n'est pas, à priori, un remède à l'andropause. En effet, il s'agit là d'un traitement de l'insuffisance érectile dont les causes sont soit psychologiques, soit consécutives à une maladie comme le diabète, ou encore aux effets du vieillissement sur le système érectile... Cela dit, les insuffisances d'érection rencontrées à 50 ans et après sont rarement dues exclusivement à l'andropause : s'il est des hommes pour lesquels l'administration d'hormones mâles agira de façon extrêmement efficace, d'autres pourront bénéficier d'une association particulièrement judicieuse d'hormones et de Viagra®.

▮ Le concept d'andropause, c'est-à-dire d'insuffisance hormonale masculine est encore assez flou. Nous manquons encore singulièrement de travaux scientifiques pour asseoir nos hypothèses et affiner nos stragégies de traitements. Il n'en reste pas moins que l'administration d'hormones mâles peut faire "des miracles" lorsqu'elle survient chez un homme pour lequel le diagnostic d'andropause est pertinent. Le symptôme nécessaire au diagnostic est " l'indifférence sexuelle ". Un homme qui a conservé son désir sexuel intact, mais ne peut l'exprimer en raison de difficultés érectiles, n'est pas concerné par le diagnostic d'andropause. D'autre part, la perte de la libido n'est pas forcément synonyme d'andropause. Dans les cas douteux (assez fréquents), la mise en route d'un traitement d'hormones mâles " test " peut aider à y voir clair : l'absence d'amélioration nette des symptômes après l'administration en bonne et due forme d'hormones mâles pendant une période minimale de 2 à 3 mois doit faire reconsidérer le diagnostic d'andropause.

Index des médicaments

Index

Secrétariat de rédaction

Elisabeth Delprat

Maquette

Isabelle Glomaud

Photographie de couverture

Marc Grimberg

Imprimé en Italie par Milanostampa
ISBN 2 85018 713 5
Numéro d'éditeur : 1387 • Dépôt légal : février 2000